SMOOTHIES GEGEN BAUCHSPEICHELDRÜSE NKREBS

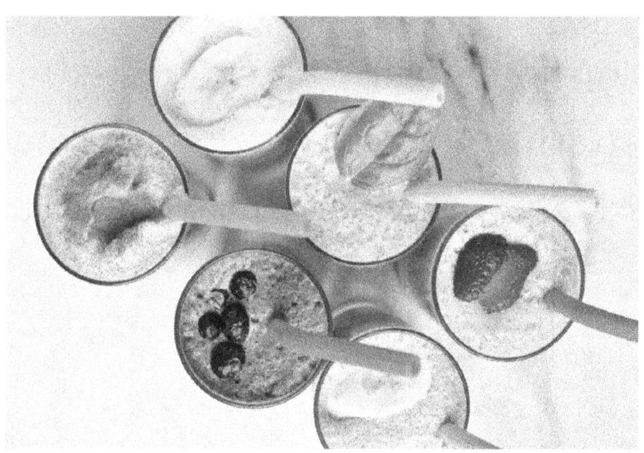

Einfache, leckere Smoothie-Rezepte zur Unterstützung und Kontrolle Ihrer Bauchspeicheldrüsengesundheit

Von

Clara Ramsey

1| **Glättet gegen Bauchspeicheldrüsenkrebs**

Inhalt

3| Glättet gegen Bauchspeicheldrüsenkrebs

**4| Glättet gegen
Bauchspeicheldrüsenkrebs**

5| **Glättet gegen Bauchspeicheldrüsenkrebs**

6| Glättet gegen Bauchspeicheldrüsenkrebs

7| **Glättet gegen Bauchspeicheldrüsenkrebs**

8| Glättet gegen Bauchspeicheldrüsenkrebs

9| Glättet gegen Bauchspeicheldrüsenkrebs

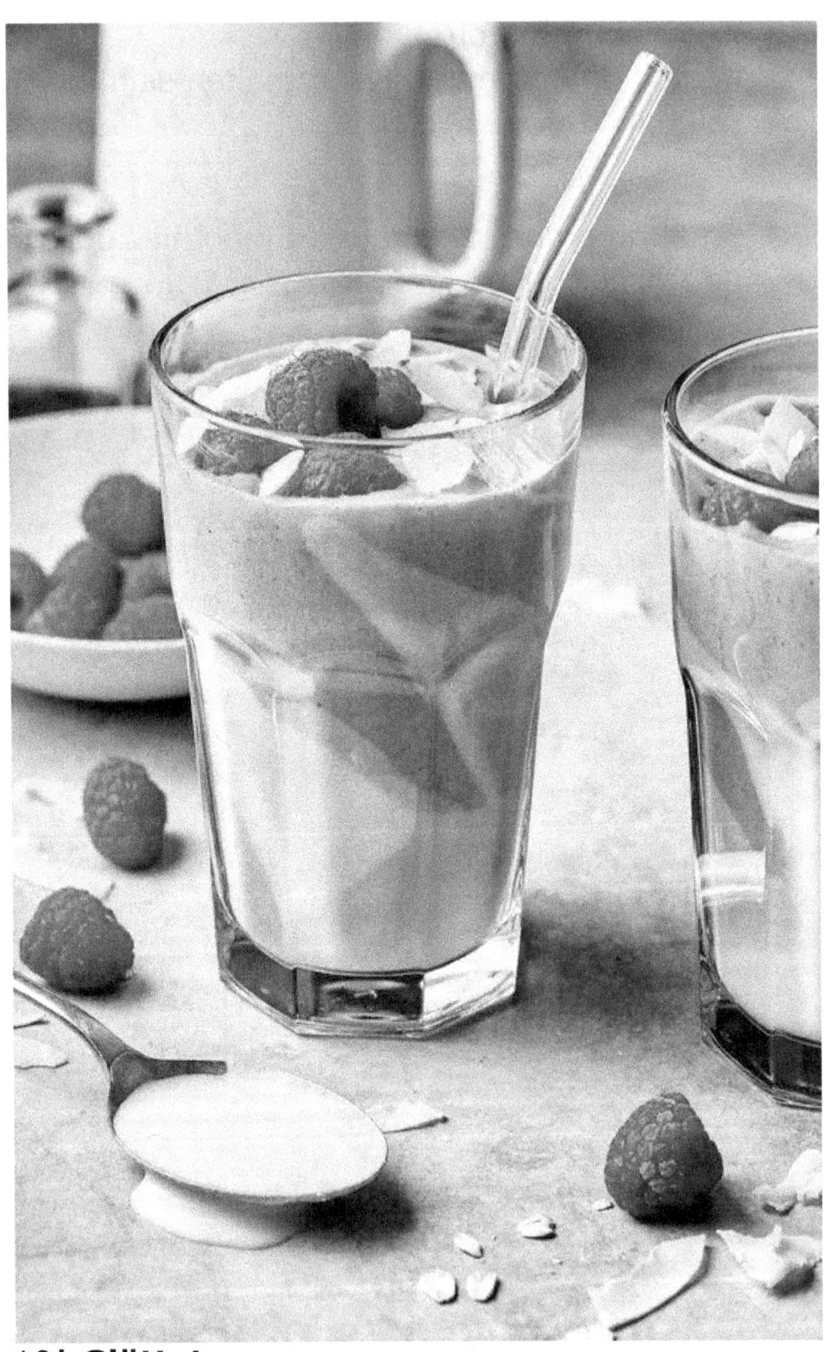

10| Glättet gegen Bauchspeicheldrüsenkrebs

Einführung

Eine einfache und köstliche Möglichkeit, Ihre Gesundheit zu unterstützen

Stellen Sie sich Folgendes vor: Sie sind in Ihrer Küche und das Sonnenlicht fällt durch das Fenster, während Sie frische Zutaten zusammensuchen – leuchtende Beeren, eine Handvoll Spinat, vielleicht etwas cremige Avocado oder ein paar Chiasamen. Sie werfen sie in einen Mixer, drücken den Knopf und in Sekundenschnelle haben Sie etwas Kraftvolles kreiert: einen Smoothie, der nicht nur köstlich ist, sondern auch voller Nährstoffe steckt, die Ihr Körper wirklich braucht.

Für jeden, der mit den Herausforderungen von Krebs konfrontiert ist, kann sich Essen oft wie Freund und Feind zugleich anfühlen.

11| Glättet gegen Bauchspeicheldrüsenkrebs

An manchen Tagen scheint schon der Gedanke ans Essen überwältigend und das Halten des Gewichts oder der Energie erscheint wie ein harter Kampf. Aber hier kommen Smoothies ins Spiel.

In diesem Buch geht es nicht nur um Smoothies. Es geht darum, einen Weg zu finden, Ihren Körper mit etwas zu ernähren, das einfach zuzubereiten ist, den Magen nicht belastet und voller guter Inhaltsstoffe steckt, die die Heilung unterstützen. Diese Smoothies sind dazu gedacht, Ihren Körper mit wichtigen Nährstoffen zu versorgen, die Ihnen helfen, Müdigkeit zu bekämpfen, die Verdauung zu fördern und Ihre Kraft zu erhalten – und das alles, während sie unglaublich leicht verdaulich sind.

Warum Smoothies, möchten Sie fragen?

Lassen Sie mich Ihnen eine kurze Geschichte erzählen. Vor ein paar Jahren wurde bei einer meiner engen Freundinnen Krebs diagnostiziert. Jeder Tag war ein Kampf – Appetitlosigkeit, Energieeinbrüche und die ständige Sorge, wie sie ihren Körper stark genug für den bevorstehenden Kampf halten sollte. Der Wendepunkt kam, als sie Smoothies entdeckte.

Sie wurden zu einem Rettungsanker und boten eine beruhigende, nahrhafte und angenehme Möglichkeit, die Vitamine, Mineralien und Kalorien zu bekommen, die sie dringend benötigte. Mit nur ein paar einfachen Zutaten fühlte sie sich nicht nur energiegeladener, sondern hatte auch die Kontrolle über ihre Ernährung.

Und das Beste daran? Sie konnte ihre Smoothies an ihre Stimmung, Geschmacksvorlieben und Ernährungsbedürfnisse an jedem beliebigen Tag anpassen.

13| Glättet gegen Bauchspeicheldrüsenkrebs

Sie können also sicher sein, dass dieses Buch aus dieser Erfahrung heraus entstanden ist, mit einer Herzensmission: Ihnen ein Werkzeug anzubieten, das einfach zu verwenden ist und Ihnen Kontrolle darüber gibt, was in dieser herausfordernden Zeit in Ihren Körper gelangt.

Egal, ob Sie mit den Nebenwirkungen einer Behandlung zu kämpfen haben oder einfach nur nach einer Möglichkeit suchen, Ihre Energie zu steigern und sich wohlzufühlen, die Smoothies in diesem Buch unterstützen Sie dabei.

Wie auch immer, fangen wir an zu mixen. Jedes Rezept in diesem Buch wurde sorgfältig zusammengestellt, um sicherzustellen, dass Sie nicht nur ein Glas füllen, sondern Ihren Körper mit dem versorgen, was er am meisten braucht. Außerdem sind diese Smoothies schnell, einfach und (das Beste von allem) köstlich. Machen wir also die Ernährung zum einfachsten Teil Ihres Tages.

Lassen Sie mich Ihnen etwas Wichtiges sagen: Wenn Sie an Krebs erkrankt sind, ist alles, was Sie für Ihren Körper tun, wichtig. Jeder Bissen, jeder Schluck und jede Entscheidung, die Sie treffen, kann Ihnen entweder neue Kraft geben oder Sie erschöpft zurücklassen. Deshalb spielt die Ernährung eine so entscheidende Rolle auf Ihrem Weg zur Gesundheit.

Das Problem ist jedoch, dass sich Essen kompliziert anfühlen kann, wenn Ihr Körper sich nicht mehr so verhält wie früher.

Sie fragen sich vielleicht:

„Was soll ich essen? Was sollte ich vermeiden? Warum fühle ich mich so anders?"

15| Glättet gegen Bauchspeicheldrüsenkrebs

Dies sind Fragen, die immer wieder auftauchen, und Sie sind nicht der Einzige, der sich davon überfordert fühlt.

Ich möchte die Geschichte einer Patientin namens Sarah erzählen. Sarah war schon immer eine Feinschmeckerin gewesen – ihr Alltag drehte sich um farbenfrohe, herzhafte Mahlzeiten, und sie fand Freude daran, für ihre Familie zu kochen. Aber als bei ihr Krebs diagnostiziert wurde, änderte sich alles. Sie verlor ihren Appetit, begann schnell an Gewicht zu verlieren und die Nahrungsmittel, die sie einst liebte, vertrug sie nicht mehr. Nahrungsmittel, die ihr einst Freude bereitet hatten, wurden nun zu einer Quelle der Angst.

Nach einem Gespräch mit ihrem Ernährungsberater erfuhr Sarah, dass Bauchspeicheldrüsenkrebs die Art und Weise beeinflusst, wie der Körper Nahrung verarbeitet. Die Bauchspeicheldrüse spielt eine entscheidende Rolle bei der Verdauung von Nahrung und der Regulierung des Blutzuckerspiegels. Wenn sie also nicht richtig funktioniert, ist es kein Wunder, wenn man sich nicht wohl fühlt. Verdauungsprobleme, Gewichtsverlust und Müdigkeit sind häufige Symptome, unter denen viele Menschen wie Sarah leiden.

Also, was ist die Lösung?

Es handelt sich um eine Ernährung, die mit Ihrem Körper arbeitet und nicht gegen ihn. Aber vorher möchte ich Ihnen die Wirkung einer intelligenten Ernährung erläutern.

17| Glättet gegen Bauchspeicheldrüsenkrebs

Teil Eins

Die Kraft einer intelligenten Ernährung

Der richtige Ernährungsplan kann Ihnen helfen, die Kontrolle zurückzugewinnen, selbst wenn Sie das Gefühl haben, vieles nicht mehr in der Hand zu haben. Es gibt zwar kein Wundermittel, das Krebs heilen kann, aber was Sie Ihrem Körper zuführen, kann einen echten Unterschied darin machen, wie Sie sich jeden Tag fühlen.

Stellen Sie es sich so vor: Ihr Körper arbeitet bereits hart, um zu kämpfen, und die Nahrung, die Sie zu sich nehmen, ist der Treibstoff, der ihm bei diesem Kampf hilft.

Wenn wir über Ernährung bei Bauchspeicheldrüsenkrebs nachdenken, sollten wir einige wichtige Dinge im Hinterkopf behalten:

18| **Glättet gegen Bauchspeicheldrüsenkrebs**

Schonend für die Verdauung: Da das Bauchspeicheldrüsenwachstum bei der Verdauung von Nahrungsmitteln hilft, ist es wichtig, Nahrungsmittel zu wählen, die leicht verdaulich und absorbierbar sind. Hier sind Smoothies die beste Wahl. Wenn alles miteinander vermischt ist, kann Ihr Körper die Nährstoffe schnell aufnehmen, ohne sich zu sehr anstrengen zu müssen.

Energiesteigerung: Sie sollten sich auf nährstoffreiche Zutaten konzentrieren, die viel Gutes in einer kleinen Portion enthalten. Wenn Sie mit vermindertem Appetit zu kämpfen haben, zählt alles. Denken Sie an Zutaten wie Blattgemüse, Beeren, Proteinquellen wie griechischen Joghurt und gesunde Fette wie Avocado.

Ausgleich des Blutzuckerspiegels: Das Bauchspeicheldrüsenwachstum hilft auch, den Blutzuckerspiegel zu regulieren, daher ist es wichtig, ihn konstant zu halten. Früchte

19| Glättet gegen Bauchspeicheldrüsenkrebs

mit niedrigem glykämischen Index, gesunde Fette und Proteine helfen, den Energiespiegel stabil zu halten und vermeiden Zuckerabstürze, die Sie noch müder machen können.

Entzündungshemmend: Entzündungen kommen bei Krebspatienten häufig vor und bestimmte Nahrungsmittel können tatsächlich helfen, Entzündungen im Körper zu reduzieren. Zutaten wie Kurkuma, Ingwer und Blattgemüse sind entzündungshemmende Superhelden, die Sie ganz einfach zu Ihren Smoothies hinzufügen können.

Die Meinung eines Profis zu Krebs und Ernährung

Ich habe einmal mit einer Ernährungsberaterin gesprochen, die ausschließlich mit Krebspatienten arbeitete, und sie erzählte mir etwas, was mir nicht mehr aus dem Kopf ging. Sie sagte: „Es geht nicht nur darum, dem Körper Kalorien zuzuführen; es geht darum, die richtige Art von Kalorien zu sich zu nehmen." Das bedeutet, dass Sie Nahrungsmittel bevorzugen, die Ihrem Körper die Vitamine, Mineralien, Proteine und Fette geben, die er braucht, um während der Behandlung stark zu bleiben.

Sie erinnerte sich an die Zusammenarbeit mit einem Patienten namens Mark, der sich einer Chemotherapie wegen Krebskrebs unterzog. Mark hatte erheblich an Gewicht verloren und seine Energie war so niedrig wie nie zuvor. Sein Körper sehnte sich nach Nährstoffen, aber der Verzehr fester Nahrung machte ihn krank. Dann wandten sie sich Smoothies zu.

Gemeinsam stellten sie Smoothies her, die leicht zu trinken waren und voller

21| Glättet gegen Bauchspeicheldrüsenkrebs

nährstoffreicher Zutaten steckten – zum Beispiel Spinat für Eisen, Leinsamen für Omega-3-Fettsäuren und Bananen für Kalium. Langsam begann Mark, sich energiegeladener zu fühlen. Die Smoothies waren nicht nur ein Mahlzeitenersatz – sie waren lebenswichtig und halfen ihm, während der Behandlung bei Kräften zu bleiben.

Warum Smoothies so gut wirken

Wenn man darüber nachdenkt, sind Smoothies so etwas wie das Schweizer Taschenmesser der Ernährung. Sie sind vielseitig, schnell zuzubereiten und, das Beste von allem, man kann sie mit allen möglichen wirkungsvollen Zutaten verpacken, ohne auf Geschmack verzichten zu müssen. Und wenn Sie an Brustkrebs erkrankt sind, können sie lebensrettend sein, insbesondere an Tagen, an denen Sie keine Lust haben, eine große Mahlzeit zu sich zu nehmen.

Aber hier ist der Trick: nicht alle Smoothies sind von Natur aus gut. Der Schlüssel liegt darin, Zutaten auszuwählen, die Ihnen das beste Preis-Leistungs-Verhältnis bieten und nährstofflich ansprechend sind.

In diesem Buch finden Sie Rezepte, die speziell darauf ausgelegt sind, den Magen zu schonen, Energie zu spenden und voller Nährstoffe zu sein, nach denen Ihr Körper während der Behandlung verlangt.

Genau wie Sarah, Mark und viele andere können auch Sie die Kontrolle über Ihre Ernährung übernehmen. Es muss nicht kompliziert sein und es muss sich auch nicht wie eine Last anfühlen. Mit ein wenig Anleitung und den richtigen Zutaten können Sie Smoothies herstellen, die nicht nur gut

23| **Glättet gegen Bauchspeicheldrüsenkrebs**

schmecken, sondern Ihnen auch helfen, sich stärker, energiegeladener und bereit für die bevorstehenden Herausforderungen zu fühlen.

Betrachten Sie dieses Buch beim Umblättern als ein Werkzeug, das Ihnen dabei hilft, für sich selbst zu sorgen. Jedes Rezept wurde sorgfältig ausgearbeitet, um die besonderen Bedürfnisse Ihres Körpers während der Behandlung von Krebs zu unterstützen. Wir decken alles ab, von energiespendenden Frühstücks-Smoothies bis zu beruhigenden Mischungen für die harten Tage, an denen Sie einfach keinen Appetit haben.

Gemeinsam machen wir Ernährung zu etwas, auf das Sie sich immer wieder freuen. Schließlich verdient Ihr Körper es, mit Liebe, Sorgfalt und den besten Zutaten, die wir finden können, versorgt zu werden. Lassen Sie uns jetzt etwas Großartiges mixen!

24| **Glättet gegen Bauchspeicheldrüsenkrebs**

Die Rolle von Smoothies bei Heilung und Genesung

Ein einfacher, aber wirkungsvoller Ansatz

Seien wir ehrlich: Wenn Sie an Bauchspeicheldrüsenkrebs leiden, kann Essen eine echte Herausforderung sein. An manchen Tagen kann allein der Gedanke an eine richtige Mahlzeit erschöpfend wirken. An anderen Tagen haben Sie einfach keinen Appetit und es ist ein harter Kampf, Ihrem Körper die richtigen Nährstoffe zuzuführen. Aber es gibt eine Geheimwaffe in Ihrer Küche, die Ihnen dabei helfen kann, Ihren Körper zu ernähren und zu unterstützen, ohne ihn zu überfordern: Smoothies.

Smoothies sind mehr als nur eine praktische Option – sie sind ein wirksames Hilfsmittel auf Ihrem Weg zur Heilung und Genesung. Betrachten Sie sie als flüssige Nahrung, die

Ihren Körper schont, leicht zuzubereiten ist und genau das enthält, was Ihr Körper zum Kämpfen, Heilen und Erholen braucht. Aber verlassen Sie sich nicht bloß auf mein Wort – ich möchte Ihnen die Geschichte einer Patientin erzählen, die während ihrer Krebsbehandlung die Magie von Smoothies entdeckte.

Eine Geschichte der Heilung

Ich habe einmal mit einer Patientin namens Linda gearbeitet, einer starken Frau Anfang 60, bei der Bauchspeicheldrüsenkrebs diagnostiziert worden war. Wie bei vielen anderen forderten die Behandlungen ihren Körper stark. Sie fühlte sich ständig müde, hatte Probleme mit der Verdauung und nahm schnell ab. Eine ihrer größten Schwierigkeiten bestand darin, genügend Energie zu behalten, um den Tag zu überstehen. Traditionelle Mahlzeiten reichten hierfür einfach nicht aus.

26| Glättet gegen Bauchspeicheldrüsenkrebs

Sie probierte Smoothies. Nach einem Gespräch mit ihrem Ernährungsberater begann Linda, Smoothies in ihre tägliche Routine einzubauen, und das war ein Wendepunkt. Jeder Smoothie wurde sorgfältig zusammengestellt, um ihren Körper mit lebenswichtigen Nährstoffen zu versorgen – Protein für die Kraft, gesunde Fette für die Energie und Ballaststoffe für die Verdauung.

Langsam begann Linda eine Veränderung zu spüren. Die Smoothies waren nicht nur leicht zu konsumieren, sie gaben ihr auch einen stetigen Energieschub, ohne dass sie sich von großen Portionen Essen erdrückt fühlte.

Am angenehmsten fand Linda die Vielfalt und Flexibilität, die Smoothies boten. An Tagen, an denen ihr übel war, konnte sie einen leichten, feuchtigkeitsspendenden Smoothie aus Gurke, Wassermelone und Ingwer trinken. An Tagen, an denen sie wenig

27| Glättet gegen Bauchspeicheldrüsenkrebs

Energie hatte, konnte sie ihre Nahrungsaufnahme mit einem gehaltvolleren Smoothie mit Proteinpulver, Spinat und Avocado auffrischen. Und das Beste daran? Diese Smoothies füllten nicht nur ihren Magen, sondern gaben ihr auch das Gefühl, ihre Ernährung zu kontrollieren, während sie sich sonst unsicher fühlte.

Wie Glättungen die Heilung und Genesung unterstützen

Aus einer Reihe von Gründen sind Smoothies die heimlichen Helden der Genesung von Bauchspeicheldrüsenkrebs.

Aus diesem Grund funktionieren sie so gut:

Leicht verdaulich: Bei Krebs kann die Verdauung schwierig sein. Da der Krebs eine Schlüsselrolle bei der Verdauung der Nahrung spielt, haben viele Patienten nach dem Essen mit Unwohlsein, Blähungen oder Verdauungsstörungen zu kämpfen.

Smoothies hingegen sind vorgemischt und leicht verdaulich. Indem Sie Obst, Gemüse, Proteine und gesunde Fette mischen, geben Sie Ihrem Körper im Wesentlichen einen Vorsprung bei der Verdauung. Dies macht Smoothies im Vergleich zu schweren oder festen Mahlzeiten zu einer viel sanfteren Option.

Anpassbare Ernährung: Jeder Tag mit Krebs ist anders – Ihr Energieniveau, Appetit und Verdauungsbefinden können sich im Handumdrehen ändern. Smoothies ermöglichen es Ihnen, Ihre Ernährung Ihrem Befinden anzupassen. Ob Sie nun mehr Protein, Ballaststoffe oder Flüssigkeit benötigen, Sie können die Zutaten Ihres Smoothies so anpassen, dass sie Ihren Bedürfnissen in diesem Moment entsprechen. Und wenn es einen Geschmack oder eine

 Glättet gegen Bauchspeicheldrüsenkrebs

Konsistenz gibt, die Sie lieben (oder nicht ausstehen können), können Smoothies leicht an Ihre Vorlieben angepasst werden.

Nährstoffreich in jedem Schluck: Bei geringem Appetit ist es wichtig, so viele Nährstoffe wie möglich in jeden Bissen – oder in diesem Fall in jeden Schluck – zu packen. Smoothies bieten Ihnen die Möglichkeit, mehrere nährstoffreiche Zutaten in einem Getränk zu kombinieren. Von Blattgemüse bis hin zu Nüssen und Samen erhalten Sie mit jeder Portion eine Vielzahl von Vitaminen, Mineralien und Antioxidantien. Es ist, als ob Sie ein Multivitaminpräparat hätten, das tatsächlich gut schmeckt!

Energie- und Flüssigkeitsschub: Eine der größten Herausforderungen bei der Behandlung von Bauchspeicheldrüsenkrebs ist Müdigkeit. Da Smoothies mit energiespendenden Zutaten wie Proteinen, gesunden Fetten und Früchten angereichert sind, können sie Ihnen helfen, den ganzen Tag über ein konstanteres Energieniveau aufrechtzuerhalten.

Und durch die Zugabe von Flüssigkeiten wie Kokoswasser oder Mandelmilch bleibt Ihr Flüssigkeitshaushalt ausreichend hydriert, was besonders wichtig für die Verdauung und die allgemeine Gesundheit ist.

Wichtige Nährstoffe für eine gesunde Bauchspeicheldrüse

Was Sie in Ihre Smoothies einschließen sollten

Nachdem wir nun geklärt haben, warum Smoothies eine so großartige Option sind, wollen wir uns nun den speziellen Nährstoffen widmen, die eine gesunde Bauchspeicheldrüse unterstützen. Indem Sie sich auf diese Schlüsselzutaten konzentrieren, können Sie Smoothies herstellen, die nicht nur hervorragend schmecken, sondern auch die wesentlichen Bausteine für die Genesung liefern.

Protein: Protein ist für die Reparatur von Gewebeproblemen und den Erhalt der Muskelmasse unerlässlich, was besonders wichtig ist, wenn Sie während der Behandlung abnehmen oder sich schwach fühlen. Gute Proteinquellen für Smoothies sind griechischer Joghurt, Proteinpulver, Nussbutter und sogar Tofu. Die Zugabe von Protein kann Ihnen helfen, sich satter zu fühlen und Ihnen die Energie zu geben, die Sie brauchen, um stark zu bleiben.

Gesunde Fette: Gesunde Fette sind für die Energie und die Gewichtserhaltung während der Krebsbehandlung unerlässlich. Avocados, Leinsamen, Chiasamen und Nussbutter sind fantastische Optionen, die Sie in Ihren Smoothie mischen können. Diese Fette wirken außerdem entzündungshemmend, was dazu beitragen kann, Entzündungen im Körper zu reduzieren und die Heilung zu unterstützen.

Ballaststoffe: Bei Krebs kann es schwierig sein, eine gesunde Verdauung aufrechtzuerhalten, aber Ballaststoffe können dabei helfen, den Verdauungsfluss aufrechtzuerhalten. Zutaten wie Spinat, Beeren, Chiasamen und Hafer sind hervorragende Ballaststoffquellen, die die Verdauung unterstützen und einen gesunden Darm fördern.

Antioxidantien: Bauchspeicheldrüsenkrebs und seine Behandlung können oxidativen Stress im Körper verursachen, aber Antioxidantien helfen, freie Radikale zu bekämpfen und die Heilung zu fördern. Beeren (wie Blaubeeren und Erdbeeren), Blattgemüse (wie Grünkohl und Spinat) und sogar Gewürze wie Kurkuma sind voller

33| Glättet gegen Bauchspeicheldrüsenkrebs

Antioxidantien, die Ihr Immunsystem stärken und die Genesung unterstützen können.

Vitamine und Mineralien: Nährstoffreiche Zutaten wie Blattgemüse, Bananen und Nüsse liefern wichtige Vitamine und Mineralien, die Ihr Körper braucht, um optimal zu funktionieren. So ist beispielsweise Paprika eine hervorragende Eisen- und Magnesiumquelle, während Bananen reich an Kalium sind, das hilft, den Elektrolythaushalt auszugleichen und die Muskelfunktion zu unterstützen.

Flüssigkeitszufuhr: Eine ausreichende Flüssigkeitszufuhr ist für Ihre Gesundheit unerlässlich, insbesondere während einer Krebsbehandlung. Wenn Sie Ihren Smoothies Zutaten wie Kokoswasser, Gurke oder Wassermelone hinzufügen, bleibt Ihr Flüssigkeitshaushalt ausreichend, was Ihre Nieren, Ihre Verdauung und Ihr allgemeines Wohlbefinden unterstützt.

34| Glättet gegen Bauchspeicheldrüsenkrebs

Smoothies sind mehr als nur eine Mahlzeit – sie sind eine Möglichkeit, Ihre Nährstoffe wiederherzustellen und das Essen wieder beherrschbar zu machen. Mit jedem Smoothie geben Sie Ihrem Körper die Nährstoffe, die er braucht, um zu heilen, sich zu erholen und zu gedeihen. Egal, ob Sie Appetit auf etwas Leichtes und Erfrischendes oder etwas Kräftiges und Sättigendes haben, Sie können sich darauf verlassen, dass Smoothies Ihnen genau das liefern, was Sie brauchen.

Jetzt fangen wir an zu mixen! Diese Rezepte sind dazu gedacht, Ihren Körper mit Energie zu versorgen, Ihr System zu beruhigen und die Reise ein wenig einfacher zu machen. Gemeinsam mischen wir uns den Weg zu besserer Gesundheit.

35| Glättet gegen Bauchspeicheldrüsenkrebs

Teil Zwei

Tipps für den perfekten Smoothie

Mischen Sie Ihren Weg zu einer köstlichen Ernährung

Den perfekten Smoothie zuzubereiten ist teils Wissenschaft, teils Kunst – und zu 100 % davon abhängig, was Ihnen schmeckt. Das Schöne an Smoothies ist, dass sie unglaublich vielseitig sind, was bedeutet, dass Sie mit Aromen, Texturen und Zutaten experimentieren können, bis Sie Ihre Lieblingsmischung gefunden haben.

Egal, ob Sie versuchen, möglichst viele Nährstoffe zu sich zu nehmen oder etwas zu kreieren, das Ihre Lust auf Süßes befriedigt: Einen tollen Smoothie zuzubereiten ist einfacher, als Sie vielleicht denken.

Lassen Sie uns ein paar einfache Tipps anschauen, die Ihnen dabei helfen, die Kunst der Smoothie-Zubereitung zu meistern und dabei weiterhin Spaß zu haben und lecker zu sein!

1. Beginnen Sie mit einer soliden Basis

Die Grundlage eines großartigen Smoothies ist eine flüssige Basis. Sie sorgt dafür, dass alles im Mixer reibungslos läuft und bestimmt die Gesamttextur Ihres Getränks. Die richtige Flüssigkeit hängt sowohl von Ihren Ernährungszielen als auch von Ihren Geschmacksvorlieben ab.

Hier sind einige Optionen, die Sie in Betracht ziehen sollten:

- **Wasser:** Wenn Sie einen leichten und erfrischenden Smoothie möchten, ist klares Wasser eine gute Wahl. Es ist auch perfekt, wenn Sie die Kalorienzufuhr niedrig halten möchten.

- ***Mandelmilch/Kokosmilch:*** Für eine cremigere Textur sorgen pflanzliche Milchsorten wie Mandel- oder Kokosmilch, die für mehr Fülle sorgen, ohne dass Milchprodukte verwendet werden. Sie verleihen Ihrem Smoothie außerdem einen subtilen nussigen oder tropischen Geschmack.

- ***Griechischer Joghurt:*** Wenn Sie mehr Protein und Cremigkeit hinzufügen möchten, ist griechischer Joghurt eine großartige Grundlage. Er verleiht einen würzigen Geschmack und eine dicke Konsistenz, sodass sich Ihr Smoothie eher wie eine Mahlzeit anfühlt.

- ***Kokoswasser:*** Kokoswasser ist eine feuchtigkeitsspendende, kalorienarme Option. Es ist leicht süß und mit Elektrolyten angereichert, wodurch es sich perfekt für Smoothies nach dem Training oder für Tage eignet, an denen

Sie zusätzliche Flüssigkeitszufuhr benötigen.

Tipp: Beginnen Sie mit etwa 1 bis 1,5 Tassen Flüssigkeit und Sie können die Menge nach Bedarf anpassen. Wenn Ihr Smoothie zu dick ist, geben Sie einfach einen Spritzer mehr Flüssigkeit hinzu, um die perfekte Konsistenz zu erhalten.

2. Wählen Sie Ihr Obst und Gemüse: Frisch oder gefroren

Eines der besten Dinge an Smoothies ist, wie einfach es ist, sie mit Obst und Gemüse vollzustopfen. Und die Möglichkeiten sind nahezu endlos. Frische und gefrorene Produkte funktionieren beide gut, es hängt also ganz von Ihren Vorlieben ab.

- Gefrorenes Obst eignet sich perfekt für die Zubereitung dickflüssiger Smoothies. Außerdem wird kein Eis benötigt, das Ihren Smoothie manchmal verwässern kann. Gefrorene Beeren, Mangos oder Ananas sorgen für Süße, während Bananen für eine cremige Konsistenz sorgen.

- Frisches Obst wirkt am besten in Kombination mit Eis oder einer gefrorenen Zutat, um Ihren Smoothie kühl zu halten. Saisonale Früchte wie Pfirsiche oder Beeren eignen sich hervorragend, um lebendige Aromen hinzuzufügen.

- Blattgemüse wie Spinat oder Grünkohl lassen sich problemlos in Smoothies mischen und sorgen für einen Nährstoffschub, ohne den Geschmack zu sehr zu verändern. Wenn Sie noch keine Erfahrung mit grünen Smoothies haben, beginnen Sie mit Spinat – er schmeckt milder als Grünkohl oder andere Grünpflanzen.

40| Glättet gegen Bauchspeicheldrüsenkrebs

Tipp: Eine gute Faustregel ist, 1 bis 2 Tassen Obst und/oder Gemüse pro Smoothie zu verwenden. Und scheuen Sie sich nicht, es zu vermischen – die Kombination von Obst und Grünzeug ergibt einen ausgewogenen, nährstoffreichen Smoothie.

3. Cremigkeit mit gesunden Fetten bereichern

Das Geheimnis eines zufriedenstellenden Smoothies liegt oft in der cremigen Konsistenz, die durch die Zugabe gesunder Fette entsteht. Diese Fette verbessern nicht nur die Konsistenz Ihres Smoothies, sondern halten Sie auch länger satt und liefern wichtige Nährstoffe.

- *Avocado:* Wenn Sie noch nie Avocado zu einem Smoothie hinzugefügt haben, erwartet Sie ein Leckerbissen! Es verleiht eine samtig-weiche Textur, ohne den Geschmack wesentlich zu verändern. Außerdem ist es voller gesunder Fette.

- ***Nussbutter:*** Ein Esslöffel Erdnussbutter, Mandelbutter oder Cassawbutter verleiht Fülle, einen leicht nussigen Geschmack und Protein.

- ***Chiasamen/Leinsamen:*** Diese winzigen Samen sind eine wahre Fundgrube an Omega-3-Fettsäuren und Ballaststoffen. Sie verdicken Ihren Smoothie und machen ihn sättigender.

Tipp: Beginnen Sie mit 1/4 bis 1/2 Avocado oder einem Esslöffel Nussbutter oder Nusssamen, um die perfekte cremige Konsistenz zu erhalten.

4. Vergessen Sie Protein nicht

Protein ist unerlässlich, insbesondere wenn Sie Smoothies als Mahlzeitenersatz oder zur Erholung verwenden. Es hilft beim Muskelaufbau und der Muskelreparatur, macht satt und verleiht Ihrem Smoothie Balance.

- ***Griechischer Joghurt:*** Fügt Ihrem Smoothie sowohl Protein als auch Cremigkeit hinzu.

- ***Proteinpulver:*** Eine Portion Proteinpulver (Molke, pflanzlich oder Kollagen) erhöht den Proteingehalt ganz einfach. Achten Sie nur darauf, ein Pulver zu wählen, das Ihren Ernährungsbedürfnissen und Geschmacksvorlieben entspricht.

- ***Seidentofu:*** Ob Sie es glauben oder nicht, Tofu lässt sich nahtlos in Smoothies integrieren und ist eine tolle pflanzliche Proteinoption, die zudem für mehr Dichte sorgt.

Tipp: Versuchen Sie, Ihrem Smoothie mindestens 10 bis 20 Gramm Protein hinzuzufügen, insbesondere wenn er eine Mahlzeit ersetzt.

43| **Glättet gegen Bauchspeicheldrüsenkrebs**

5. Süßen Sie (falls nötig) auf natürliche Weise

Früchte süßen Smoothies auf natürliche Weise, wenn Sie jedoch das Gefühl haben, dass Sie etwas mehr Süße brauchen, gibt es zahlreiche natürliche Alternativen, die Ihren Blutzuckerspiegel nicht so in die Höhe treiben wie raffinierter Zucker.

- ***Termine:*** Diese kleinen Kraftpakete sind voller Ballaststoffe und natürlicher Süße. Achten Sie nur darauf, sie vor dem Mixen zu zerdrücken!
- ***Honig oder Ahornsirup:*** Ein oder zwei Teelöffel Honig oder Ahornsirup verleihen eine leichte Süße, ohne den Geschmack zu überdecken.
- ***Stavia:*** Ein paar Tropfen flüssiges Stevia können Ihren Smoothie süßen, ohne Kalorien oder Zucker hinzuzufügen.

Tipp: Probieren Sie Ihren Smoothie, bevor Sie zusätzliche Süßstoffe hinzufügen. Manchmal reicht Ihnen die Frucht selbst!

6. Steigern Sie Ihre Ernährung

Smoothies sind die perfekte Grundlage für die Zugabe von Superfoods und Nährstoffen. Hier sind einige meiner Lieblingsoptionen:

- ***Spinach oder Kale:*** Beide sind reich an Vitaminen und lassen sich problemlos in die meisten Smoothies mischen, ohne den Geschmack zu beeinträchtigen.

- ***Chiasamen/Leinsamen:*** Diese Samen sind reich an Ballaststoffen und Omega-3-Fettsäuren, sorgen für einen Nährstoffschub und tragen dazu bei, dass Sie satt bleiben.

- ***Kurkuma/Ingwer:*** Diese Gewürze sind für ihre entzündungshemmenden Eigenschaften bekannt und können für eine subtile Wärme und heilende Wirkung hinzugefügt werden.

- ***Sprulina:*** Als leistungsstarke Quelle für Antioxidantien und Proteine verleiht Spirulina-Pulver Ihrem Smoothie einen Nährstoffschub und eine leuchtend grüne Farbe.

Tipp: Normalerweise genügt ein Teelöffel dieser Booster, um zusätzliche Vorteile zu erzielen.

Aromen und Texturen ausbalancieren: Die perfekte Harmonie

Jetzt, da Sie alle Zutaten haben, besteht der nächste Schritt darin, ein Gleichgewicht zwischen Aromen und Texturen herzustellen. Hier wird die Zubereitung von Smoothies zu einer Kunst. Um die richtige Mischung aus süß, cremig, säuerlich und erfrischend zu finden, ist etwas Experimentieren nötig, aber so gelingt es:

1. Süße und säuerliche Geschmacksrichtung ausbalancieren

Der Schlüssel zu einem köstlichen Smoothie liegt darin, die richtige Balance zwischen Süße und Säure zu finden. So gelingt es Ihnen:

- ***Süße Früchte:*** Bananen, Mangos und Datteln verleihen Ihrem Smoothie eine natürliche Süße und eine geschmeidige Textur.

- ***Zutaten für die Torte:*** Ananas, Fruchtfrüchte (wie Orangen und Zitronen) und griechischer Joghurt verleihen dem Gericht eine säuerliche Note, die die Süße auflockert. Ein Spritzer Zitronensaft kann den Geschmack ebenfalls aufpeppen und Komplexität verleihen.

47| Glättet gegen Bauchspeicheldrüsenkrebs

Tipp: Beginnen Sie mit einer süßen Basis (wie Banane oder Mango) und fügen Sie dann einen Spritzer säuerlichen Fruchtsaft oder einen Spritzer Zitrone hinzu, um das Ganze auszugleichen.

2. Creme und Eis mischen

Wenn es darum geht, einen großartigen Smoothie zuzubereiten, sind die Texturen genauso wichtig wie die Aromen. Das Gleichgewicht zwischen cremig und eisig verleiht Ihrem Smoothie die sättigende, erfrischende Textur.

- ***Cremige Zutaten:*** Avocado, Joghurt, Nussbutter und gefrorene Bananen sind Ihre erste Wahl für Cremes.
- ***Zutaten:*** Gefrorene Früchte oder eine Handvoll Eiswürfel können diese frostige, erfrischende Textur erzeugen.

Tipp: Für eine glattere Konsistenz verzichten Sie auf die Eiswürfel und verwenden Sie stattdessen gefrorenes Obst.

3. Verbessern Sie den Geschmack mit einer Prise Gewürzen

Scheuen Sie sich nicht, den Dingen Würze zu verleihen! Gewürze können einen Smoothie in nur einer Prise von gewöhnlich zu außergewöhnlich machen.

- *Zimt:* Verleiht Wärme und Tiefe, insbesondere in Smoothies mit Bananen, Äpfeln oder Hafer.
- *Ingwer:* Frischer oder gemahlener Ingwer verleiht eine erfrischende Würze und kann die Verdauung unterstützen.
- *Vanilleextrakt:* Schon ein oder zwei Tropfen Vanille können den Geschmack Ihres Smoothies hervorheben und ihm das Aroma eines Desserts verleihen.

Tipp: Bei Gewürzen reicht schon eine kleine Menge aus, beginnen Sie also mit nur einer Prise oder ein paar Tropfen.

Bereit, den perfekten Smoothie zu mixen?

Jetzt, da Sie die Tipps und Tricks kennen, ist es an der Zeit, Ihren perfekten Smoothie zuzubereiten. Mit der richtigen Balance aus Aromen und Texturen können Sie einen Smoothie zaubern, der nicht nur köstlich ist, sondern auch voller Nährstoffe steckt, die Ihren Körper mit Energie versorgen.

Egal, ob Sie einen leichten Snack, ein Getränk zur Erholung nach dem Training oder einen vollwertigen Mahlzeitenersatz zubereiten, Smoothies sind Ihre leere Leinwand. Werden Sie kreativ, experimentieren Sie mit Aromen und – am wichtigsten – genießen Sie den Prozess!

Die besten Smoothie-Zubereitungstechnik en

Anpassen von Rezepten für bestimmte Symptome

Freundliche Anleitung zur Herstellung köstlicher, heilender Smoothies für Bauchspeicheldrüsenkrebs

Bei der Zubereitung von Smoothies gegen Bauchspeicheldrüsenkrebs geht es nicht nur darum, Obst und Gemüse zu mischen – es geht darum, sicherzustellen, dass jeder Schluck Ihren Körper nährt, bestimmte Symptome behandelt und fantastisch schmeckt. Egal, ob Sie unter Übelkeit, Müdigkeit oder Gewichtsverlust leiden, wir können Ihre Smoothie-Rezepte so anpassen, dass sie Ihren individuellen Bedürfnissen entsprechen und gleichzeitig geschmackvoll und leicht zu genießen bleiben.

51| Glättet gegen Bauchspeicheldrüsenkrebs

Schauen wir uns einige Profi-Tipps an, wie Sie das Beste aus Ihrer Smoothie-Zubereitungsroutine machen!

Zu den besten Smoothie-Zubereitungstechniken gehören:

1. Wählen Sie Ihre Basis mit Bedacht aus

Die flüssige Basis ist die Grundlage eines jeden großartigen Smoothies, und Sie möchten Optionen wählen, die sowohl nahrhaft als auch leicht verdaulich sind. Hier sind einige bewährte Optionen:

- Kokoswasser zur Flüssigkeitszufuhr und für Elektrolyte.

- Mandelmilch oder Hafermilch für eine cremige Konsistenz ohne Milchprodukte.

- Kräutertees wie Ingwer oder Kamille wirken beruhigend und sind sanft zum Magen.

Tipp: Wenn Sie Blähungen oder Unwohlsein verspüren, bleiben Sie bei leichteren Grundlagen wie Kokoswasser. Für diejenigen, die zusätzliche Kalorien benötigen, sind Nussmilchen eine gute Option.

2. Konzentrieren Sie sich auf weiche, leicht verdauliche Zutaten

Bei Patienten mit Bauchspeicheldrüsenkrebs kann die Verdauung empfindlich sein, daher ist es wichtig, Zutaten zu verwenden, die leicht zu verarbeiten sind. Entscheiden Sie sich für weiche Früchte wie Bananen, Mangos oder Pfirsiche und verwenden Sie gedünstetes Gemüse wie Karotten oder Spinat (ja, gedünstetes Gemüse lässt sich viel besser mischen).

Tipp: Wenn Sie Probleme mit rohen Zutaten haben, können Sie diese vor dem Mixen bekömmlicher machen, indem Sie sie leicht dämpfen oder kochen, ohne dass Nährstoffe verloren gehen.

3. Protein gleichmäßig einarbeiten

Eine ausreichende Proteinzufuhr ist wichtig, insbesondere wenn Sie unter Muskelschwund oder Erschöpfung leiden. Für eine gleichmäßige Konsistenz versuchen Sie Folgendes:

- Nussbutter (Erdnuss-, Mandel-, Cassew-Butter) für Cremigkeit und Protein.
- Pflanzliche Proteinpulver wie Rea- oder Hanfprotein, die sich gut vermischen.
- Seidentofu, der für einen Proteinschub sorgt und gleichzeitig seidig und geschmeidig bleibt.

Tipp: Vermeiden Sie körnige Proteinpulver, die sich schwer oder unangenehm anfühlen können. Bleiben Sie bei hochwertigen Optionen mit glatter Textur.

54| **Glättet gegen Bauchspeicheldrüsenkrebs**

4. Mischen Sie gesunde Fette zur Gewichtserhaltung ein

Gesunde Fette können dabei helfen, das Gewicht zu halten und den Kaloriengehalt zu erhöhen, ohne dass der Smoothie zu dick wird.

Zu den Fetten, die Sie hervorragend in Ihre Smoothies mischen können, gehören:

- Avocado für Cremigkeit und herzgesunde Fette.
- Kokosnussöl oder MCT-Öl, die leicht verdaulich sind.
- Gemahlene Leinsamen oder Chiasamen, die Omega-3-Fettsäuren hinzufügen und für eine leichte Dicke sorgen.

Tipp: Wenn Sie Schwierigkeiten beim Abnehmen haben, greifen Sie zu kalorienreicheren Zutaten wie Avocado und Kokosmilch.

55| Glättet gegen Bauchspeicheldrüsenkrebs

5. Glatte Textur und Temperatur sind wichtig

Smoothies sollten leicht zu trinken sein, insbesondere wenn Übelkeit oder Halsempfindlichkeit ein Problem darstellen. Achten Sie auf eine glatte, klumpenfreie Konsistenz. Wenn Sie einen gekühlten Smoothie bevorzugen, verwenden Sie gefrorene Früchte oder fügen Sie Eiswürfel hinzu. Wenn kalte Temperaturen Sie jedoch reizen, halten Sie den Smoothie bei mäßiger Kühlung.

Tipp: Bei Übelkeit sind Smoothies, die näher an der Zimmertemperatur liegen, möglicherweise besser verträglich als solche auf Eis.

Rezepte an bestimmte Symptome anpassen

Zur Linderung von Übelkeit

56| Glättet gegen Bauchspeicheldrüsenkrebs

- Fügen Sie kalorienreiche Zutaten wie Avocados, Nussbutter und Kokosmilch mit vollem Fettgehalt hinzu.

- Protein ist wichtig für den Erhalt der Muskelmasse, nehmen Sie daher (sofern vertragen) Proteinpulver oder griechischen Joghurt zu sich.

- Ein Hauch Honig oder Ahornsirup kann das Essen süßen, aber zusätzliche Kalorien hinzufügen.

Abschließende Tipps für reibungslose Erfolge

- ***Experimentieren Sie zunächst mit kleinen Portionen:*** Wenn Sie nicht sicher sind, wie Ihr Körper auf bestimmte Inhaltsstoffe reagiert, beginnen Sie mit einer kleinen Menge und beobachten Sie, wie Sie sich fühlen.

- ***Verwenden Sie frische, ganze Zutaten:*** Bleiben Sie, wenn möglich, bei frischem oder gefrorenem Obst und Gemüse, um den Nährstoffgehalt zu maximieren.

- ***Passen Sie es Ihrem Geschmack an:*** Jeder Geschmack ist anders – fügen Sie ein wenig Süße hinzu oder halten Sie es herzhafter, je nach Ihren Vorlieben!

Denken Sie daran, dass Smoothies eine einfache und unterhaltsame Möglichkeit sind, nährstoffreiche Lebensmittel in Ihre Ernährung einzubauen, insbesondere wenn Sie an Bauchspeicheldrüsenkrebs leiden. Sie können an Ihre Bedürfnisse angepasst werden, und mit ein wenig Kreativität können Sie jeden Tag köstliche, heilende Smoothies genießen. Probieren Sie verschiedene Kombinationen aus, hören Sie auf Ihren Körper und genießen Sie den Prozess der Ernährung, der sich gut anfühlt.

Energetisierende Frühstücks-Smoothie-Rezepte gegen Bauchspeicheldrüsenkrebs

Smoothies sind eine ausgezeichnete Frühstücksoption, insbesondere für diejenigen, die mit Bauchspeicheldrüsenkrebs zu kämpfen haben, da sie leicht verdaulich, nährstoffreich und gesund sind auf bestimmte Ernährungsbedürfnisse zugeschnitten sein. Hier sind einige Smoothie-Rezepte, die Energie liefern, die Ernährung verbessern und das Verdauungssystem schonen.

Cremiger Avocado-Bananen-Smoothie

Diese Smoothie liefert gesunde Fette, Kalium und Proteine und ist perfekt für die Aufrechterhaltung von Energie und Muskelkraft.

Zutaten:

1/2 reife Avocado

1 Banane (vorzugsweise gefroren)

1 Tasse Mandelmilch (oder eine andere pflanzliche Milch)

1 Esslöffel Mandelbutter

1 Esslöffel Chiasamen

1 Teelöffel Honig (optional)

Anweisungen:

Geben Sie alle Zutaten in einen Mixer.

62| Glättet gegen Bauchspeicheldrüsenkrebs

Auf hoher Stufe mixen, bis eine glatte und cremige Konsistenz entsteht.

Passen Sie die Konsistenz bei Bedarf mit zusätzlicher Mandelmilch an.

Nährwertangaben:

Kalorien: 330, Protein: 7 g, Fett: 19 g, Kohlenhydrate: 36 g, Ballaststoffe: 9 g

Spinat- und Ananas-Power-Smoothie

Eine erfrischende Mischung aus Spinat und Ananas, reich an Vitaminen und Antioxidantien zur Stärkung Ihres Immunsystems.

Zutaten:

1 Tasse frischer Spinat

1/2 Tasse gefrorene Ananasstücke

1/2 Banane

63| Glättet gegen Bauchspeicheldrüsenkrebs

1 Tasse Kokoswasser

1 Esslöffel gemahlene Leinsamen

1 Esslöffel frischer Zitronensaft

Anweisungen:

Spinat, Birnen, Banane, Kokoswasser, Leinsamen und Zitronensaft im Mixer vermischen.

Mixen, bis eine glatte Masse entsteht. Für eine dünnere Konsistenz mehr Kokoswasser hinzufügen.

Nährwertangaben:

Kalorien: 180, Protein: 3 g, Fett: 4 g, Kohlenhydrate: 38 g, Ballaststoffe: 7 g

Beeren-Hafer-Smoothie

Dieser Smoothie liefert langanhaltende Energie mit einem gesunden Gleichgewicht

64| Glättet gegen Bauchspeicheldrüsenkrebs

aus Ballaststoffen, Antioxidantien und Proteinen.

Zutaten:

1/2 Tasse Haferflocken

1/2 Tasse gemischte gefrorene Beeren (Blaubeeren, Erdbeeren, Himbeeren)

1/2 Tasse griechischer Joghurt (bei Bedarf milchfrei)

1 Esslöffel Chiasamen

1 Tasse Mandelmilch

1 Teelöffel Ahornsirup (optional)

Anleitung:

Hafer, Beeren, Joghurt, Chiasamen, Mandelmilch und Ahornsirup in den Mixer geben.

Mixen, bis die Masse glatt und cremig ist.

Lassen Sie es einige Minuten stehen, damit der Hafer weich wird.

65| **Glättet gegen Bauchspeicheldrüsenkrebs**

Nährwertangaben:

Kalorien: 270, Protein: 10 g, Fett: 6 g, Kohlenhydrate: 45 g, Ballaststoffe: 8 g

Erdnussbutter- und Bananenprotein-Smoothie

Vollgepackt mit Proteinen und gesunden Fetten ist dieser Smoothie ideal für Energie und Gewichtserhaltung.

Zutaten:

1 Banane

1 Esslöffel Erdnussbutter

1 Tasse ungesüßte Mandelmilch

1 Esslöffel gemahlene Leinsamen

1 Löffel pflanzliches Proteinpulver (optional)

1/2 Teelöffel Zimt

Anleitung:

66| **Glättet gegen Bauchspeicheldrüsenkrebs**

Banane, Erdnussbutter, Mandelmilch, Leinsamen, Proteinpulver und Zimt glatt rühren.

Passen Sie die Konsistenz bei Bedarf mit mehr Mandelmilch an.

Nährwertangaben:

Kalorien: 350, Eiweiß: 12 g, Fett: 14 g, Kohlenhydrate: 45 g, Ballaststoffe: 8 g

Mango-Kokos-Energie-Smoothie

Ein tropischer Leckerbissen, der Feuchtigkeit, Vitamine und energiespendende, gesunde Fette bietet.

Zutaten:

1/2 Tasse gefrorene Mangostücke

1/2 Banane

1 Tasse Kokosmilch

67| **Glättet gegen Bauchspeicheldrüsenkrebs**

1 Esslöffel Kokosöl

1 Teelöffel Honig (optional)

Anleitung:

Mango, Banane, Kokosmilch, Kokosöl und Honig cremig rühren.

Sofort servieren und die tropischen Aromen genießen.

Nährwertangaben:

Kalorien: 320, Protein: 3 g, Fett: 23 g, Kohlenhydrate: 30 g, Ballaststoffe: 4 g

Blaubeer-Mandel-Smoothie

Dieser Smoothie ist reich an Antioxidantien, gesunden Fetten und Proteinen und hilft, Müdigkeit zu bekämpfen und das allgemeine Wohlbefinden zu verbessern.

Zutaten:

1/2 Tasse gefrorene Blaubeeren

68| Glättet gegen Bauchspeicheldrüsenkrebs

1/2 Banane

1 Esslöffel Mandelbutter

1/2 Tasse Mandelmilch

1 Esslöffel gemahlene Leinsamen

Anleitung:

Blaubeeren, Banane, Mandelbutter, Mandelmilch und Leinsamen pürieren, bis eine glatte Masse entsteht.

Für eine dünnere Konsistenz mehr Mandelmilch hinzufügen, falls nötig.

Nährwertangaben:

Kalorien: 280, Protein: 6 g, Fett: 14 g, Kohlenhydrate: 36 g, Ballaststoffe: 8 g

Tropischer grüner Smoothie

Dieser nährstoffreiche Smoothie unterstützt die Verdauung und liefert wichtige Vitamine.

69| Glättet gegen Bauchspeicheldrüsenkrebs

Zutaten:

1/2 Tasse frischer Spinat

1/2 Tasse gefrorene Ananas

1/2 gefrorene Banane

1/2 Avocado

1 Tasse Kokoswasser

1 Teelöffel Honig (optional)

Anleitung:

Spinat, Apfel, Banane, Avocado und Kokoswasser glatt rühren.

Nach Belieben Honig hinzufügen und gekühlt servieren.

Nährwertangaben:

Kalorien: 240, Eiweiß: 3 g, Fett: 12 g, Kohlenhydrate: 32 g, Ballaststoffe: 8 g

Kürbis-Gewürz-Smoothie

Dieser Smoothie ist reich an Ballaststoffen und Vitaminen und eignet sich perfekt für ein gemütliches, vom Herbst inspiriertes Frühstück.

Zutaten:

1/2 Tasse Kürbispüree aus der Dose

1/2 gefrorene Banane

1 Tasse ungesüßte Mandelmilch

1 Esslöffel Chiasamen

1/2 Teelöffel Zimt

1/4 Teelöffel Muskatnuss

Anweisungen:

Kürbis, Banane, Mandelmilch, Chiasamen, Zimt und Muskatnuss glatt rühren.

Für zusätzlichen Geschmack mit einer Prise Zimt servieren.

71| **Glättet gegen Bauchspeicheldrüsenkrebs**

Nährwertangaben:

Kalorien: 190, Eiweiß: 4 g, Fett: 5 g, Kohlenhydrate: 36 g, Ballaststoffe: 8 g

Apfel-Zimt-Hafer-Smoothie

Dieser Smoothie bietet einen warmen, wohltuenden Geschmack voller Ballaststoffe, gesunder Kohlenhydrate und Energie.

Zutaten:

1/2 Aprikosen (gehackt)

1/4 Tasse Haferflocken

1/2 gefrorene Banane

1/2 Tasse ungesüßte Mandelmilch

1 Esslöffel Mandelbutter

1/2 Teelöffel Zimt

Anleitung:

Apfel, Hafer, Banane, Mandelmilch, Mandelbutter und Zimt pürieren, bis eine glatte Masse entsteht.

Einige Minuten ruhen lassen, bis die Haferflocken weich werden, dann vor dem Servieren noch einmal durchmixen.

Nährwertangaben:

Kalorien: 260, Protein: 6 g, Fett: 9 g, Kohlenhydrate: 42 g, Ballaststoffe: 7 g

Karotten-Ingwer-Smoothie

Ein vitaminreicher Smoothie, der die Verdauung unterstützt und Entzündungen lindert, perfekt für einen frischen Start in den Tag.

Zutaten:

1/2 Tasse gedämpfte Karotten

1/2 gefrorene Banane

73| **Glättet gegen Bauchspeicheldrüsenkrebs**

1/2 Teelöffel frisch geriebener Ingwer

1 Tasse Orangensaft (frisch gepresst)

1 Esslöffel Chiasamen

Anleitung:

Karotten, Banane, Ingwer, Orangensaft und Chiasamen pürieren, bis eine glatte Masse entsteht.

Wenn Sie eine dünnere Konsistenz wünschen, geben Sie mehr Orangensaft hinzu.

Nährwertangaben:

Kalorien: 210, Eiweiß: 4 g, Fett: 5 g, Kohlenhydrate: 42 g, Ballaststoffe: 7 g

Diese energiespendenden Frühstücks-Smoothies sind darauf ausgelegt, die allgemeine Gesundheit zu unterstützen und gleichzeitig bei der Behandlung von Krebssymptomen zu helfen. Jedes Rezept ist voller Nährstoffe, damit Sie sich den ganzen

74| Glättet gegen Bauchspeicheldrüsenkrebs

Tag über energiegeladen, genährt und zufrieden fühlen!

Proteinreiche Smoothies zur Muskelregeneration

Für Patienten mit Bauchspeicheldrüsenkrebs, die ihre Muskelgesundheit unterstützen möchten

Protein ist für die Muskelregeneration unerlässlich, insbesondere für Personen, die während einer Krebsbehandlung Muskelschwund oder Erschöpfung erleiden. Diese Smoothies sind so konzipiert, dass sie eine reichhaltige Quelle pflanzlicher oder milder Proteine bieten, die dabei helfen, die Muskelmasse zu reparieren und zu erhalten, und gleichzeitig leicht verdauliche Nahrung bieten.

75| Glättet gegen Bauchspeicheldrüsenkrebs

Erdnussbutter-Bananenprotein-Smoothie

Dieser Smoothie ist reich an pflanzlichem Eiweiß und gesunden Fetten, um die Muskelregeneration zu unterstützen und das Energieniveau aufrechtzuerhalten.

Zutaten:

1 Banane (gefroren)

1 Esslöffel Erdnussbutter (oder Mandelbutter)

1 Löffel pflanzliches Proteinpulver (Vanille oder ohne Geschmack)

1 Tasse ungesüßte Mandelmilch

1 Esslöffel Chiasamen

1/2 Teelöffel Vanilleextrakt

Anleitung:

Geben Sie alle Zutaten in den Mixer.

Auf hoher Stufe mixen, bis eine glatte und cremige Konsistenz entsteht.

Passen Sie die Dicke an, indem Sie bei Bedarf mehr Mandelmilch hinzufügen.

Nährwertangaben:

Kalorien: 390, Protein: 22 g, Fett: 18 g, Kohlenhydrate: 38 g, Ballaststoffe: 9 g

Protein-Smoothie mit Blaubeeren und Mandeln

Blaubeeren und Mandelbutter enthalten Antioxidantien und Proteine, perfekt für die Muskelregeneration und das allgemeine Wohlbefinden.

Zutaten:

1/2 Tasse gefrorene Blaubeeren

1 Esslöffel Mandelbutter

77| Glättet gegen Bauchspeicheldrüsenkrebs

1/2 Tasse griechischer Joghurt (oder milchfreier Joghurt)

1 Esslöffel pflanzliches Proteinpulver

1 Tasse ungesüßte Mandelmilch

1 Esslöffel gemahlene Leinsamen

Anleitung:

Alle Zutaten im Mixer vermischen.

Mixen, bis die Masse glatt und cremig ist.

Sofort servieren und den erfrischenden Blaubeergeschmack genießen.

Nährwertangaben:

Kalorien: 350, Eiweiß: 28 g, Fett: 15 g, Kohlenhydrate: 27 g, Ballaststoffe: 7 g

Schokoladen-Avocado-Protein-Smoothie

Avocado sorgt für Cremigkeit und gesunde Fette, während Schokoladenproteinpulver einen sättigenden Geschmack und muskelunterstützendes Protein liefert.

Zutaten:

1/2 reife Avocado

1 Messlöffel Schokoladenproteinpulver

1 Esslöffel ungesüßtes Kakaopulver

1 Tasse ungesüßte Mandelmilch

1 Esslöffel Chiasamen

1 Teelöffel Honig (optional)

Anweisungen:

Avocado, Proteinpulver, Kakaopulver, Mandelmilch, Chiasamen und Honig in den Mixer geben.

79| **Glättet gegen Bauchspeicheldrüsenkrebs**

Mischen, bis eine glatte und cremige Konsistenz entsteht.

Geben Sie bei Bedarf Eiswürfel für einen gekühlten Smoothie hinzu.

Nährwertangaben:

Kalorien: 380, Protein: 22 g, Fett: 21 g, Kohlenhydrate: 24 g, Ballaststoffe: 10 g

Mango-Kokosnuss-Protein-Smoothie

Ein tropischer Smoothie, reich an pflanzlichem Eiweiß und gesunden Fetten, der die Muskelregeneration und das Energieniveau unterstützen soll.

Zutaten:

1/2 Tasse gefrorene Mangostücke

1/2 Banane

1 Messlöffel pflanzliches Proteinpulver (Vanille)

1 Tasse Kokosmilch (Vollfett oder Light)

1 Esslöffel Kokosöl

1 Teelöffel Chiasamen

Anleitung:

Mango, Banane, Proteinpulver, Kokosmilch, Kokosöl und Chiasamen glatt rühren.

Sofort servieren für einen köstlichen tropischen Leckerbissen.

Nährwertangaben:

Kalorien: 420, Protein: 20 g, Fett: 25 g, Kohlenhydrate: 34 g, Ballaststoffe: 7 g

Kürbis-Gewürz-Protein-Smoothie

Dieser saisonale Smoothie bietet ein ausgewogenes Verhältnis von Proteinen und

81| **Glättet gegen Bauchspeicheldrüsenkrebs**

Ballaststoffen, um die Muskelregeneration und die Verdauung zu unterstützen.

Zutaten:

1/2 Tasse Kürbispüree aus der Dose

1/2 gefrorene Banane

1 Löffel Vanilleproteinpulver

1 Tasse ungesüßte Mandelmilch

1 Esslöffel Chiasamen

1/2 Teelöffel Zimt

1/4 Teelöffel Muskatnuss

Anweisungen:

Kürbis, Banane, Proteinpulver, Mandelmilch, Chiasamen, Zimt und Muskatnuss in den Mixer geben.

Mixen, bis die Masse glatt und cremig ist.

Genießen Sie es mit einer Prise Zimt obendrauf für zusätzlichen Geschmack.

82| Glättet gegen Bauchspeicheldrüsenkrebs

Nährwertangaben:

Kalorien: 320, Protein: 22 g, Fett: 8 g, Kohlenhydrate: 44 g, Ballaststoffe: 10 g

Jeder dieser Smoothies ist speziell für Personen konzipiert, die sich einer Behandlung von Bauchspeicheldrüsenkrebs unterziehen und die Muskelregeneration unterstützen und ihr Energieniveau aufrechterhalten müssen. Sie sind voller Proteine, Ballaststoffe, gesunder Fette und wichtiger Nährstoffe, und das alles in einem Format, das leicht verdaulich und köstlich zu trinken ist.

Genießen Sie diese proteinreichen Smoothies als praktische Möglichkeit, Ihren Körper zu ernähren und die Heilung und den Wiederaufbau Ihrer Muskeln zu unterstützen!

83| Glättet gegen Bauchspeicheldrüsenkrebs

Smoothie-Rezepte zur Stärkung des Immunsystems

Für Patienten mit Bauchspeicheldrüsenkrebs, die Nahrung und Unterstützung für ihr Immunsystem suchen

Die Behandlung von Bauchspeicheldrüsenkrebs kann das Immunsystem schwächen, weshalb es wichtig ist, Nahrungsmittel zu sich zu nehmen, die reich an Vitaminen, Mineralien und Antioxidantien sind. Diese Smoothies sind darauf ausgelegt, das Immunsystem zu stärken und gleichzeitig wichtige Nährstoffe in leicht verdaulicher Form bereitzustellen.

Immunitäts-Smoothie mit Zitrusfrüchten und Ingwer

Vollgepackt mit Vitamin C aus Zitrusfrüchten und den entzündungshemmenden Eigenschaften von Ingwer stärkt dieser

Smoothie das Immunsystem und lindert Verdauungsbeschwerden.

Zutaten:

1 Orange, geschält

1/2 Zitrone, entsaftet

1/2 gefrorene Banane

1 Teelöffel frisch geriebener Ingwer

1 Esslöffel Chiasamen

1 Tasse Kokoswasser

Anleitung:

Orange, Zitronensaft, Banane, Ingwer, Chiasamen und Kokoswasser in den Mixer geben.

Auf hoher Stufe mixen, bis eine glatte Masse entsteht.

Für einen erfrischenden, immunstärkenden Smoothie sofort servieren.

85| **Glättet gegen Bauchspeicheldrüsenkrebs**

Nährwertangaben:

Kalorien: 160, Protein: 3 g, Fett: 3 g, Kohlenhydrate: 36 g, Ballaststoffe: 8 g

Grüner Smoothie aus Spinat und Ananas

Dieser Smoothie kombiniert Spinat (reich an Vitamin A und C) mit dem entzündungshemmenden Bromelain der Ananas, um die Immunfunktion und die allgemeine Gesundheit zu fördern.

Zutaten:

1 Tasse frischer Spinat

1/2 Tasse gefrorene Ananasstücke

1/2 Banane

1 Tasse ungesüßte Mandelmilch

1 Esslöffel gemahlene Leinsamen

Anleitung:

86| **Glättet gegen Bauchspeicheldrüsenkrebs**

Geben Sie Spinat, Ananas, Banane, Mandelmilch und Leinsamen in den Mixer.

Pürieren, bis eine glatte und cremige Masse entsteht.

Passen Sie die Dicke an, indem Sie bei Bedarf mehr Mandelmilch hinzufügen.

Nährwertangaben:

Kalorien: 190, Eiweiß: 4g, Fett: 5g,

Kohlenhydrate: 35 g, Ballaststoffe: 6 g

Immun-Booster aus Kurkuma und Mango

Kurkuma, bekannt für seine starken entzündungshemmenden und antioxidativen Eigenschaften, unterstützt zusammen mit dem Vitamin C der Mango die Gesundheit des Immunsystems.

Zutaten:

87| **Glättet gegen Bauchspeicheldrüsenkrebs**

1/2 Tasse gefrorene Mangostücke

1/2 Banane

1 Teelöffel Kurkumapulver

1/4 Teelöffel schwarzes Präparat (zur Verbesserung der Aufnahme von Kurkuma)

1/2 Tasse ungesüßte Mandelmilch

1/2 Tasse Kokoswasser

Anleitung:

Kombinieren Sie Mango, Banane, Kurkuma, schwarzen Pfeffer, Mandelmilch und Kokoswasser im Mixer.

Mixen, bis eine glatte Masse entsteht.

Sofort servieren und die lebendigen Aromen genießen.

Nährwertangaben:

Kalorien: 180, Eiweiß: 3g, Fett: 3g,

Kohlenhydrate: 36 g, Ballaststoffe: 5 g

88| **Glättet gegen Bauchspeicheldrüsenkrebs**

Immunitäts-Smoothie mit Beeren und Rüben

Rüben und Beeren sind reich an Antioxidantien und Vitaminen, insbesondere Vitamin C, die Ihre Immunabwehr stärken und oxidativen Stress bekämpfen.

Zutaten:

1/2 Tasse gemischte gefrorene Beeren (Heidelbeeren, Erdbeeren, Himbeeren)

1/2 kleine gekochte Rüben (geschält)

1 Esslöffel Chiasamen

1/2 Tasse griechischer Joghurt (oder eine milchfreie Alternative)

1 Tasse ungesüßte Mandelmilch

Anweisungen:

Beeren, Rote Bete, Chiasamen, Joghurt und Mandelmilch in den Mixer geben.

89| Glättet gegen Bauchspeicheldrüsenkrebs

Mischen, bis eine glatte und cremige Masse entsteht.

Für eine dünnere Konsistenz mehr Mandelmilch hinzufügen.

Nährwertangaben:

Kalorien: 220, Eiweiß: 9 g, Fett: 5 g, Kohlenhydrate: 36 g, Ballaststoffe: 9 g

Immunitäts-Smoothie mit Karotten und Äpfeln

Karotten enthalten Beta-Karotin (Vitamin A) und Äpfel Vitamin C, beides essentiell für ein gesundes Immunsystem. Dieser Smoothie enthält außerdem Ingwer wegen seiner entzündungshemmenden Wirkung.

Zutaten:

1/2 Tasse gehackte Karotten (gedünstet oder roh)

1 Aprikose, entkernt und gehackt

1/2 Banane

1/2 Teelöffel frisch geriebener Ingwer

1 Tasse Orangensaft (wenn möglich frisch gepresst)

Anleitung:

Geben Sie Karotten, Äpfel, Bananen, Ingwer und Orangensaft in den Mixer.

Auf hoher Stufe mixen, bis eine glatte Masse entsteht.

Als nährstoffreiches, immunstärkendes Getränk gekühlt servieren.

Nährwertangaben:

Kalorien: 210, Protein: 3 g, Fett: 1 g, Kohlenhydrate: 50 g, Ballaststoffe: 8 g

Diese immunstärkenden Smoothies sind voller Vitamine, Antioxidantien und entzündungshemmender Inhaltsstoffe, die

91| Glättet gegen Bauchspeicheldrüsenkrebs

ein geschwächtes Immunsystem während der Behandlung von Bauchspeicheldrüsenkrebs unterstützen. Sie sind leicht verdaulich und voller Geschmack. Sie können helfen, die Abwehrkräfte Ihres Körpers zu stärken und Sie gleichzeitig von innen heraus zu ernähren.

Entzündungshemmende Smoothies zur Schmerzlinderung

Für Patienten mit Bauchspeicheldrüsenkrebs, die eine natürliche Schmerzbehandlung suchen

Chronische Entzündungen sind ein häufiges Problem bei der Behandlung von Bauchspeicheldrüsenkrebs und tragen zu Schmerzen und Beschwerden bei. Diese entzündungshemmenden Smoothies sind vollgepackt mit Zutaten wie Kurkuma,

Ingwer und Beeren, die für ihre schmerzlindernden und entzündungshemmenden Eigenschaften bekannt sind.

Kurkuma und Ananas glätten die Schmerzen

Kurkuma ist ein wirksames entzündungshemmendes Gewürz und Ananas enthält Bromelain, ein Enzym, das für seine entzündungs- und schmerzlindernde Wirkung bekannt ist.

Zutaten:

1/2 Tasse gefrorene Ananasstücke

1/2 Banane

1 Teelöffel Kurkumapulver

1/2 Teelöffel frisch geriebener Ingwer

93| Glättet gegen Bauchspeicheldrüsenkrebs

1/4 Teelöffel schwarzer Pfeffer (um die Aufnahme von Kurkuma zu verbessern)

1 Tasse Kokoswasser

Anleitung:

Geben Sie Paprika, Banane, Kurkuma, Ingwer, schwarzen Pfeffer und Kokoswasser in den Mixer.

Auf hoher Stufe mixen, bis eine glatte Masse entsteht.

Gekühlt servieren und die tropischen Aromen genießen.

Nährwertangaben:

Kalorien: 160, Eiweiß: 1 g, Fett: 1 g, Kohlenhydrate: 38 g, Ballaststoffe: 5 g

94| Glättet gegen Bauchspeicheldrüsenkrebs

Entzündungshemmender Smoothie mit Kirsche und Ingwer

Kirschen sind reich an Anthocyanen, entzündungshemmenden Verbindungen, während Ingwer schon lange wegen seiner schmerzlindernden Wirkung verwendet wird.

Zutaten:

1/2 Tasse gefrorene Kirschen

1/2 gefrorene Banane

1 Teelöffel frisch geriebener Ingwer

1 Esslöffel Chiasamen

1 Tasse ungesüßte Mandelmilch

1/2 Teelöffel Zimt

Anleitung:

Kirschen, Banane, Ingwer, Chiasamen, Mandelmilch und Zimt im Mixer vermengen.

95| Glättet gegen Bauchspeicheldrüsenkrebs

Mixen, bis eine glatte Masse entsteht.

Sofort servieren und die schmerzlindernde Wirkung von Kirschen und Ingwer spüren.

Nährwertangaben:

Kalorien: 180, Protein: 4 g, Fett: 4 g, Kohlenhydrate: 34 g, Ballaststoffe: 7 g

Entzündungshemmender Smoothie aus Spinat und Blaubeeren

Blaubeeren sind reich an Antioxidantien, während Spinat eine Fülle entzündungshemmender Nährstoffe bietet, darunter Vitamin E und Polyphenole.

Zutaten:

1 Tasse frische Spinat

1/2 Tasse gefrorene Blaubeeren

1/2 Banane

96| **Glättet gegen Bauchspeicheldrüsenkrebs**

1 Esslöffel gemahlene Leinsamen

1 Tasse ungesüßte Mandelmilch

Anleitung:

Geben Sie Spinat, Blaubeeren, Banane, Leinsamen und Mandelmilch in den Mixer.

Mixen, bis die Masse glatt und cremig ist.

Gekühlt servieren für einen nährstoffreichen Smoothie, der Entzündungen bekämpft.

Nährwertangaben:

Kalorien: 180, Protein: 5 g, Fett: 5 g, Kohlenhydrate: 33 g, Ballaststoffe: 7 g

Karotten-, Apfel- und Ingwer-Entzündungs-Buster

Karotten liefern Beta-Carotin, ein starkes Antioxidans, während Ingwer und Apfel entzündungshemmende Eigenschaften

97| Glättet gegen Bauchspeicheldrüsenkrebs

haben, die zur Linderung von Schmerzen beitragen.

Zutaten:

1/2 Tasse gehackte Karotten (gedünstet oder roh)

1 Apfel, entkernt und gehackt

1/2 gefrorene Banane

1 Teelöffel frisch geriebener Ingwer

1 Tasse ungesüßte Mandelmilch

Anleitung:

Geben Sie Karotten, Apfel, Banane, Ingwer und Mandelmilch in den Mixer.

Auf hoher Stufe mixen, bis eine glatte Masse entsteht.

Passen Sie die Konsistenz an, indem Sie bei Bedarf mehr Mandelmilch hinzufügen.

Nährwertangaben:

98| **Glättet gegen Bauchspeicheldrüsenkrebs**

Kalorien: 190, Protein: 3 g, Fett: 3 g, Kohlenhydrate: 45 g, Ballaststoffe: 7 g

Entzündungshemmender Smoothie aus Rüben und Granatapfel

Rote Bete ist ein fantastisches entzündungshemmendes Nahrungsmittel, da es reich an Nitraten ist, und Granatäpfel liefern Antioxidantien, die zur Linderung von Entzündungen und Schmerzen beitragen.

Zutaten:

1/2 kleine gekochte Rüben (geschält)

1/2 Tasse Granatapfelsaft

1/2 gefrorene Banane

1 Esslöffel Chiasamen

1 Tasse ungesüßte Mandelmilch

Anweisungen:

99| **Glättet gegen Bauchspeicheldrüsenkrebs**

Geben Sie Rote Bete, Granatapfelsaft, Banane, Chiasamen und Mandelmilch in den Mixer.

Mixen, bis die Masse glatt und cremig ist.

Sofort servieren, um einen erfrischenden Smoothie zu erhalten, der Entzündungen bekämpft.

Nährwertangaben:

Kalorien: 200, Eiweiß: 4 g, Fett: 5 g, Kohlenhydrate: 38 g, Ballaststoffe: 6 g

Diese entzündungshemmenden Smoothies sollen Schmerzen lindern und Entzündungen während der Behandlung von Bauchspeicheldrüsenkrebs reduzieren. Sie sind reich an natürlichen entzündungshemmenden Verbindungen wie Kurkuma, Ingwer, Kirschen und Rüben und sind daher eine hervorragende Ergänzung Ihrer täglichen Routine, um Beschwerden zu lindern und die Heilung zu fördern.

100| **Glättet gegen Bauchspeicheldrüsenkrebs**

Smoothies gegen Übelkeit und zur Verdauungsbeschwerden

Für Patienten mit Bauchspeicheldrüsenkrebs, die Linderung von Übelkeit und Verdauungsproblemen suchen

Übelkeit und Verdauungsbeschwerden sind häufige Probleme während der Behandlung von Krebs. Diese Smoothies sind magenschonend und enthalten beruhigende und leicht verdauliche Zutaten, die Übelkeit lindern und gleichzeitig wichtige Nährstoffe liefern.

Smoothie mit Ingwer und Banane gegen Übelkeit

Ingwer ist ein bekanntes Mittel gegen Übelkeit, und Bananen sind leicht verdaulich und schonend für den Magen, was sie perfekt zur Linderung von Verdauungsbeschwerden macht.

101| **Glättet gegen Bauchspeicheldrüsenkrebs**

Zutaten:

1 gefrorene Banane

1 Teelöffel frisch geriebener Ingwer

1/2 Tasse einfacher griechischer Joghurt (oder milchfreie Alternative)

1 Esslöffel Honig (optional)

1 Tasse ungesüßte Mandelmilch

Anweisungen:

Geben Sie Banane, Ingwer, Joghurt, Honig und Mandelmilch in den Mixer.

Auf hoher Stufe mixen, bis eine glatte und cremige Konsistenz entsteht.

Für einen erfrischenden und wohltuenden Smoothie gekühlt servieren.

Nährwertangaben:

Kalorien: 230, Protein: 10 g, Fett: 4 g, Kohlenhydrate: 44 g, Ballaststoffe: 4 g

102| Glättet gegen Bauchspeicheldrüsenkrebs

Verdauungsberuhigendes Pfefferminz- und Gurken-Mittel

Pfeffer ist für seine beruhigende Wirkung auf das Verdauungssystem bekannt und Gurken spenden Feuchtigkeit und haben einen leichten, erfrischenden Geschmack, der den Magen beruhigt.

Zutaten:

1/2 Gurke (geschält und gehackt)

1/2 gefrorene Banane

1/2 Tasse Kokoswasser

1 Teelöffel Pfefferminzextrakt (oder ein paar frische Minzblätter)

1/2 Tasse Eiswürfel

Anleitung:

Geben Sie Gurke, Banane, Kokoswasser, Pfefferextrakt und Eiswürfel in den Mixer.

Mixen, bis die Masse glatt und gekühlt ist.

103| **Glättet gegen Bauchspeicheldrüsenkrebs**

Genießen Sie diesen leichten und erfrischenden Smoothie für eine angenehme Verdauung.

Nährwertangaben:

Kalorien: 120, Protein: 1 g, Fett: 1 g, Kohlenhydrate: 30 g, Ballaststoffe: 3 g

Verdauungsenzyme aus Paraguay und Ananas glätten

Papaya und Ananas enthalten natürliche Enzyme (Paramin und Bromelain), die die Verdauung unterstützen, was diesen Smoothie ideal zur Linderung von Verdauungsbeschwerden macht Förderung der Darmgesundheit.

Zutaten:

1/2 Tasse Papayastücke

1/2 Tasse gefrorene Ananasstücke

104| **Glättet gegen Bauchspeicheldrüsenkrebs**

1/2 Banane

1 Tasse Kokoswasser

1 Esslöffel Chiasamen

Anleitung:

Papaya, Ananas, Banane, Kokoswasser und Chiasamen im Mixer vermischen.

Mixen, bis die Masse glatt und cremig ist.

Sofort servieren, um einen tropischen Smoothie zu erhalten, der die Verdauung fördert.

Nährwertangaben:

Kalorien: 180, Protein: 3 g, Fett: 4 g, Kohlenhydrate: 39 g, Ballaststoffe: 7 g

105| Glättet gegen Bauchspeicheldrüsenkrebs

Äpfel und Ingwer verdauungsfördernd und glättend

Äpfel liefern sanfte Ballaststoffe und Pektin zur Beruhigung des Magens, während Ingwer Übelkeit lindert, was diesen Smoothie zu einer perfekten Mischung zur Linderung von Verdauungsbeschwerden macht.

Zutaten:

1 Apfel (entkernt und gehackt)

1 Teelöffel frisch geriebener Ingwer

1/2 gefrorene Banane

1 Tasse ungesüßte Mandelmilch

1 Esslöffel Honig (optional)

Anleitung:

Geben Sie Apfel, Ingwer, Banane, Mandelmilch und Honig in den Mixer.

Mixen, bis die Masse glatt und cremig ist.

106| Glättet gegen Bauchspeicheldrüsenkrebs

Gekühlt servieren für ein köstliches, magenberuhigendes Getränk.

Nährwertangaben:

Kalorien: 200, Protein: 2 g, Fett: 3 g, Kohlenhydrate: 46 g, Ballaststoffe: 6 g

Kühlende, geschmeidige Melone und Minze

Melonen spenden Feuchtigkeit und sind leicht verdaulich, während Minze ein kühlendes Gefühl vermittelt, das Übelkeit lindern und den Magen beruhigen kann.

Zutaten:

1 Tasse Cantaloupe- oder Honigmelone (gehackt)

1/2 gefrorene Banane

1/2 Tasse Kokoswasser

1 Teelöffel frische Minzblätter

107| Glättet gegen Bauchspeicheldrüsenkrebs

1/2 Tasse Eiswürfel

Anweisungen:

Melone, Banane, Kokoswasser, Minzblätter und Eiswürfel in den Mixer geben.

Mixen, bis die Masse glatt und cremig ist.

Sofort servieren, als kühle und erfrischende Verdauungshilfe.

Nährwertangaben:

Kalorien: 140, Protein: 2 g, Fett: 1 g, Kohlenhydrate: 35 g, Ballaststoffe: 3 g

Diese Smoothies gegen Übelkeit und Verdauungsbeschwerden werden aus sanften Zutaten wie Ingwer, Minze und leicht verdaulichen Früchten hergestellt. Sie sind perfekt für Personen, die während der Behandlung von Bauchspeicheldrüsenkrebs unter Übelkeit und Verdauungsbeschwerden leiden, und bieten eine beruhigende, nährstoffreiche Option zur Aufrechterhaltung

108| Glättet gegen Bauchspeicheldrüsenkrebs

der Ernährung bei gleichzeitiger Beruhigung des Magens.

Feuchtigkeitsspendende Smoothies gegen Mundtrockenheit

Für Patienten mit Bauchspeicheldrüsenkrebs, die Linderung ihres trockenen Mundes suchen

Mundtrockenheit ist eine häufige Nebenwirkung bei der Behandlung von Krebs. Diese feuchtigkeitsspendenden Smoothies sind mit wasserreichen Zutaten wie Gurken, Melonen und Kokoswasser angereichert, um Trockenheit zu bekämpfen und wichtige Flüssigkeitszufuhr zu bieten, während sie gleichzeitig sanft zum Verdauungssystem sind.

109| Glättet gegen Bauchspeicheldrüsenkrebs

Hydratations-Smoothie mit Gurke und Aloe Vera

Gurken haben einen hohen Wassergehalt und Aloe Vera wirkt beruhigend und spendet Feuchtigkeit, was dieses Smoothie-Getränk perfekt zur Linderung von Mundtrockenheit macht.

Zutaten:

1/2 Gurke (geschält und gehackt)

1/4 Tasse Aloe Vera-Saft (achten Sie darauf, dass er für Lebensmittel geeignet ist)

1/2 gefrorene Banane

1/2 Tasse Kokoswasser

1 Esslöffel Honig (optional)

Anweisungen:

Gurke, Aloe-Vera-Saft, Banane, Kokoswasser und Honig in den Mixer geben.

110| Glättet gegen Bauchspeicheldrüsenkrebs

Auf hoher Stufe mixen, bis eine glatte und cremige Masse entsteht.

Für ein erfrischendes, feuchtigkeitsspendendes Erlebnis gekühlt servieren.

Nährwertangaben:

Kalorien: 130, Eiweiß: 1 g, Fett: 1 g, Kohlenhydrate: 33 g, Ballaststoffe: 2 g

Kühlender Smoothie aus Wassermelone und Minze

Watermellon ist mit einem Wassergehalt von über 90 % unglaublich feuchtigkeitsspendend und Minze verleiht diesem Smoothie einen kühlenden Effekt und hilft, einen trockenen Mund zu beruhigen.

Zutaten:

1 Tasse Wassermelonenwürfel (kernlos)

111| Glättet gegen Bauchspeicheldrüsenkrebs

1/2 gefrorene Banane

1/2 Tasse Kokoswasser

1 Teelöffel frische Minzblätter

1/2 Tasse Eiswürfel

Anweisungen:

Wassermelone, Banane, Kokoswasser, Minzblätter und Eiswürfel in den Mixer geben.

Mixen, bis eine glatte, erfrischende Masse entsteht.

Sofort servieren, um die kühlende und feuchtigkeitsspendende Wirkung zu genießen.

Nährwertangaben:

Kalorien: 110, Protein: 1 g, Fett: 0 g, Kohlenhydrate: 28 g, Ballaststoffe: 2 g

112| **Glättet gegen Bauchspeicheldrüsenkrebs**

Hydratations-Smoothie aus Melone und Kokoswasser

Cantaloupe-Melonen sind eine weitere wasserreiche Frucht und in Kombination mit Kokoswasser wird dieser Smoothie zu einem wahren Hydratations-Kraftpaket.

Zutaten:

1 Tasse Melone (gehackt)

1/2 Tasse Kokoswasser

1/2 gefrorene Banane

1 Esslöffel Chiasamen (optional für zusätzliche Nährstoffe)

1/2 Tasse Eiswürfel

Anleitung:

Geben Sie Kanaloupe, Kokoswasser, Banane, Chiasamen und Eiswürfel in den Mixer.

Mischen, bis eine glatte und cremige Konsistenz entsteht.

113| **Glättet gegen Bauchspeicheldrüsenkrebs**

Für einen erfrischenden Flüssigkeitsschub gekühlt servieren.

Nährwertangaben:

Kalorien: 150, Protein: 3 g, Fett: 3 g, Kohlenhydrate: 32 g, Ballaststoffe: 6 g

Hydratisierender Erdbeer-Gurken-Smoothie

Erdbeeren liefern Vitamin C und Flüssigkeit, während Gurke diesem erfrischenden Smoothie einen zusätzlichen Wasserschub verleiht.

Zutaten:

1/2 Tasse gefrorene Erdbeeren

1/2 Gurke (geschält und gehackt)

1/2 Tasse Kokoswasser

1 Esslöffel Honig (optional)

1/2 Tasse Eiswürfel

114| **Glättet gegen Bauchspeicheldrüsenkrebs**

Anweisungen:

Erdbeeren, Gurke, Kokoswasser, Honig und Eiswürfel in den Mixer geben.

Auf hoher Stufe mixen, bis eine glatte Masse entsteht.

Sofort servieren, um ein feuchtigkeitsspendendes und nährstoffreiches Getränk zu erhalten.

Nährwertangaben:

Kalorien: 120, Protein: 1 g, Fett: 0 g, Kohlenhydrate: 29 g, Ballaststoffe: 3 g

Feuchtigkeitsspendender Smoothie aus Honigmelone und Zitrone

Honigmelone ist reich an Wasser und Elektrolyten und die Zitrone verleiht eine pikante, erfrischende Note, die die

115| Glättet gegen Bauchspeicheldrüsenkrebs

Speichelproduktion anregt und sie perfekt zur Linderung von Mundtrockenheit macht.

Zutaten:

1 Tasse Honigmelone (gehackt)

1/2 gefrorene Banane

1/2 Tasse Kokoswasser

1 Teelöffel frischer Zitronensaft

1/2 Tasse Eiswürfel

Anweisungen:

Honigmelone, Banane, Kokoswasser, Zitronensaft und Eiswürfel in den Mixer geben.

Mixen, bis die Masse glatt und cremig ist.

Für einen feuchtigkeitsspendenden und spritzigen Smoothie sofort servieren.

Nährwertangaben:

116| Glättet gegen Bauchspeicheldrüsenkrebs

Kalorien: 130, Eiweiß: 1 g, Fett: 0 g, Kohlenhydrate: 32 g, Ballaststoffe: 2 g

Diese hydratisierenden Smoothies wurden speziell entwickelt, um Mundtrockenheit zu bekämpfen, indem sie wasserreiche Zutaten wie Gurken, Melonen und Kokoswasser verwenden. Sie sind erfrischend, leicht verdaulich und liefern wichtige Feuchtigkeit, während sie gleichzeitig leichte und natürliche Aromen bieten, die den Mund beruhigen und mit Feuchtigkeit versorgen.

Kalorienreiche Smoothies zur Gewichtserhaltung

Für Patienten mit Bauchspeicheldrüsenkrebs, die ein gesundes Gewicht halten müssen

Die Aufrechterhaltung des Gewichts während der Behandlung einer Krebserkrankung kann eine Herausforderung sein, insbesondere bei vermindertem Appetit. Diese kalorienreichen

117| **Glättet gegen Bauchspeicheldrüsenkrebs**

Smoothies sind nährstoffreich, leicht zu verzehren und voller gesunder Fette, Proteine und Kohlenhydrate, die dabei helfen, das Gewicht zu halten oder zuzunehmen, ohne das Verdauungssystem zu belasten.

Avocado- und Erdnussbutter-Power-Smoothie

Avocados und Erdnussbutter sind reich an gesunden Fetten und Kalorien, was diesen Smoothie zu einer großartigen Option macht, um Ihrer Ernährung zusätzliche Energie zu verleihen.

Zutaten:

1/2 reife Avocado

2 Esslöffel Erdnussbutter

1 gefrorene Banane

1 Tasse Vollmilch (oder milchfreie Alternative)

118| **Glättet gegen Bauchspeicheldrüsenkrebs**

1 Esslöffel Honig

Anweisungen:

Geben Sie Avocado, Erdnussbutter, Banane, Milch und Honig in den Mixer.

Auf hoher Stufe mixen, bis die Masse glatt und cremig ist.

Sofort servieren für einen köstlichen und kalorienreichen Smoothie.

Nährwertangaben:

Kalorien: 480, Protein: 12 g, Fett: 32 g, Kohlenhydrate: 38 g, Ballaststoffe: 7 g

Frühstücks-Smoothie mit Banane und Haferflocken

Dieser Smoothie kombiniert Hafer und Bananen, um die Kohlenhydratzufuhr zu erhöhen, während griechischer Joghurt Protein und gesunde Fette hinzufügt.

119| Glättet gegen Bauchspeicheldrüsenkrebs

Zutaten:

1/2 Tasse Haferflocken (10 Minuten in Wasser oder Milch eingeweicht)

1 gefrorene Banane

1/2 Tasse vollfetter griechischer Joghurt

1 Tasse Vollmilch

1 Esslöffel Mandelbutter

1 Teelöffel Vanilleextrakt

Anweisungen:

Eingeweichte Haferflocken, Banane, Joghurt, Milch, Mandelbutter und Vanilleextrakt im Mixer vermengen.

Mixen, bis eine glatte Masse entsteht.

Genießen Sie diesen kalorienreichen Smoothie zum Frühstück oder als Snack.

Nährwertangaben:

120| **Glättet gegen Bauchspeicheldrüsenkrebs**

Kalorien: 530, Eiweiß: 18 g, Fett: 22 g, Kohlenhydrate: 62 g, Ballaststoffe: 7 g

Schokoladen-Mandelbutter-Smoothie

Dieser Smoothie ist perfekt für alle, die sich einen nachtischartigen Leckerbissen wünschen und gleichzeitig eine hohe Dosis Kalorien und Nährstoffe zu sich nehmen möchten.

Zutaten:

2 Esslöffel Mandelbutter

1 Esslöffel Kakaopulver

1 gefrorene Banane

1 Tasse Mandelmilch (oder Vollmilch)

1 Esslöffel Honig- oder Ahornsirup

Anleitung:

121| **Glättet gegen Bauchspeicheldrüsenkrebs**

Mandelbutter, Kakaopulver, Banane, Mandelmilch und Honig in den Mixer geben.

Mischen, bis eine glatte und cremige Masse entsteht.

Als süßer und köstlicher Smoothie mit hohem Kaloriengehalt servieren.

Nährwertangaben:

Kalorien: 460, Eiweiß: 10 g, Fett: 28 g, Kohlenhydrate: 45 g, Ballaststoffe: 6 g

Kokosnuss- und Mango-Tropen-Smoothie

Dieser tropische Smoothie enthält kalorienreiche Zutaten wie Kokosmilch und Mango und bietet sowohl Süße als auch einen hohen Kaloriengehalt.

Zutaten:

1/2 Tasse Kokosmilch (Vollfett)

122| **Glättet gegen Bauchspeicheldrüsenkrebs**

1/2 Tasse gefrorene Mangostücke

1/2 gefrorene Banane

1 Esslöffel Chiasamen

1 Esslöffel Honig

Anweisungen:

Kokosmilch, Mango, Banane, Chiasamen und Honig in den Mixer geben.

Mixen, bis es glatt und dick ist.

Genießen Sie die tropischen Aromen und steigern Sie gleichzeitig Ihre Kalorienaufnahme.

Nährwertangaben:

Kalorien: 450, Protein: 5 g, Fett: 32 g, Kohlenhydrate: 42 g, Ballaststoffe: 5 g

123| Glättet gegen Bauchspeicheldrüsenkrebs

Beeren- und Nussprotein-Smoothie

Eine Kombination aus gemischten Beeren, Nüssen und Proteinpulver macht diesen Smoothie nicht nur kalorienreich, sondern auch reich an Antioxidantien und muskelunterstützendem Protein.

Zutaten:

1/2 Tasse gemischte gefrorene Beeren

1 Esslöffel Mandelbutter

1 Löffel Proteinpulver (Vanille oder geschmacksneutral)

1 Tasse Vollmilch

1 Esslöffel Honig oder Agavendicksaft

1 Esslöffel gemahlene Leinsamen (optional)

Anleitung:

Geben Sie gemischte Beeren, Mandelbutter, Proteinpulver, Milch, Honig und Leinsamen in den Mixer.

Mixen, bis die Masse glatt und cremig ist.

Für einen nahrhaften und kalorienreichen Smoothie gekühlt servieren.

Nährwertangaben:

Kalorien: 510, Protein: 25 g, Fett: 22 g, Kohlenhydrate: 48 g, Ballaststoffe: 9 g

Diese kalorienreichen Smoothies sind ideal, um während einer Krebsbehandlung das Gewicht zu halten oder zuzunehmen. Sie bieten eine ausgewogene Mischung aus gesunden Fetten, Proteinen und Kohlenhydraten und sind gleichzeitig leicht verdaulich. Perfekt für Personen, die kalorienreiche Mahlzeiten in praktischer und trinkbarer Form benötigen.

125| Glättet gegen Bauchspeicheldrüsenkrebs

Smoothies reich an gesunden Fetten

Hier sind einige Smoothies, die reich an gesunden Fetten sind und speziell zur Unterstützung der Krebsgesundheit und zur Bereitstellung lebenswichtiger Nährstoffe entwickelt wurden:

Cremiger Avocado- und Spinat-Smoothie

Dieser Smoothie ist vollgepackt mit gesunden Fetten aus Avocado und Leinsamenöl, während die Paprika wichtige Vitamine und Mineralien, insbesondere Eisen, liefert. Die Chiasamen liefern außerdem Ballaststoffe und Omega-3-Fettsäuren, was ihn zu einem leistungsstarken Smoothie für Menschen in der Regeneration macht.

Zutaten:

126| **Glättet gegen Bauchspeicheldrüsenkrebs**

1/2 reife Avocado

1 Tasse frische Salzgurke

1 Tasse ungesüßte Mandelmilch (oder jede andere pflanzliche Milch)

1 Esslöffel Chiasamen

1 Esslöffel Leinsamenöl (oder Leinsamen)

1/2 Banane (für natürliche Süße)

1/2 Teelöffel Vanilleextrakt (optional)

Anleitung:

Mandelmilch, Avocado, Spinat, Chiasamen, Leinsamenöl und Banane in einem Mixer vermengen.

Etwa 1–2 Minuten lang mixen, bis eine glatte, cremige Masse entsteht.

Wenn der Smoothie zu dick ist, fügen Sie mehr Mandelmilch hinzu, um die Konsistenz anzupassen.

Für beste Frische sofort servieren.

127| Glättet gegen Bauchspeicheldrüsenkrebs

Nährwertangaben:

Kalorien: 280, Protein: 5 g, Fett: 20 g, Kohlenhydrate: 24 g

Kokosnuss- und Mandelbutter-Smoothie

Dieses Rezept ist reich an gesunden Fetten aus Kokosmilch und Mandelbutter. Dieser Smoothie ist nicht nur sättigend, sondern spendet auch Feuchtigkeit. Kokosmilch ist eine großartige Quelle für mittelkettige Triglyceride (MCTs), die leichter verdaulich sind und eine schnelle Energiequelle bieten.

Zutaten:

1 Tasse ungesüßte Kokosmilch

1 Esslöffel Mandelbutter

1 Esslöffel geriebene, ungesüßte Kokosnuss

1/2 gefrorene Banane

1 Esslöffel Chiasamen

1 Teelöffel Honig (optional)

Anleitung:

Geben Sie Kokosmilch, Mandelbutter, Banane, Kokosraspeln und Chiasamen in einen Mixer.

Mixen, bis die Masse glatt und cremig ist.

Probieren Sie und passen Sie die Süße nach Belieben durch Zugabe von Honig an.

Gekühlt servieren.

Nährwertangaben:

Kalorien: 320, Protein: 6 g, Fett: 24 g, Kohlenhydrate: 22 g

Bananen-Walnuss-Power-Smoothie

Dieser Smoothie ist vollgepackt mit gehirnstärkenden Omega-3-Fettsäuren aus

129| **Glättet gegen Bauchspeicheldrüsenkrebs**

Walnüssen und Leinsamen, während griechischer Joghurt für einen Proteinschub sorgt. Er ist cremig, leicht nussig und perfekt für einen nahrhaften Start in den Tag.

Zutaten:

1 reife Banane

1 Esslöffel Walnussbutter (oder 6-8 rohe Walnüsse)

1/2 Tasse einfacher griechischer Joghurt

1 Tasse ungesüßte Mandelmilch

1 Esslöffel Leinsamen

1/4 Teelöffel Zimt

Anleitung:

Mischen Sie Banane, Walnussbutter, griechischen Joghurt, Mandelmilch, Leinsamen und Zimt in einem Mixer.

Mixen, bis alles gut vermischt und glatt ist.

130| **Glättet gegen Bauchspeicheldrüsenkrebs**

Fügen Sie bei Bedarf mehr Mandelmilch hinzu, um die Konsistenz zu verdünnen.

In ein Glas gießen und genießen!

Nährwertangaben:

Kalorien: 350, Protein: 12 g, Fett: 20 g, Kohlenhydrate: 30 g

Beeren- und Hanfsamen-Smoothie

Hanfsamen sind eine großartige Quelle für pflanzliches Protein und Omega-3- und Omega-6-Fettsäuren. Dieser Smoothie ist reich an Antioxidantien aus den Beeren, während die Avocado für Cremigkeit und gesunde Fette sorgt.

Zutaten:

1/2 Tasse gefrorene gemischte Beeren (Blaubeeren, Erdbeeren, Himbeeren)

131| **Glättet gegen Bauchspeicheldrüsenkrebs**

1 Esslöffel Hanfsamen

1/2 reife Avocado

1 Tasse ungesüßte Mandelmilch

1/2 Tasse einfacher griechischer Joghurt

1 Teelöffel Honig (lokal)

Anweisungen:

Geben Sie die gefrorenen Beeren, Hanfsamen, Avocado, Mandelmilch, griechischen Joghurt und Honig in einen Mixer.

Mischen, bis eine glatte und cremige Konsistenz entsteht.

Für einen erfrischenden, nährstoffreichen Smoothie sofort servieren.

Nährwertangaben:

Kalorien: 290, Protein: 8 g, Fett: 18 g, Kohlenhydrate: 28 g

132| Glättet gegen Bauchspeicheldrüsenkrebs

Erdnussbutter-Hafer-Smoothie

Dieser Smoothie ist perfekt für anhaltende Energie. Der Hafer liefert komplexe Kohlenhydrate, während Erdnussbutter eine Portion Protein und gesunde Fette liefert. Leinsamen erhöhen den Ballaststoffgehalt zusätzlich und liefern essentielle Fettsäure, wodurch dieser Smoothie sowohl sättigend als auch nahrhaft ist.

Zutaten:

1 Esslöffel Erdnussbutter (oder Mandelbutter)

1/2 Tasse Haferflocken (10 Minuten in Wasser eingeweicht)

1 Tasse ungesüßte Mandelmilch

1/2 gefrorene Banane

1 Esslöffel Leinsamen

1 Teelöffel Honig (optional)

Anleitung:

133| **Glättet gegen Bauchspeicheldrüsenkrebs**

Lassen Sie die eingeweichten Haferflocken abtropfen und geben Sie sie zusammen mit Erdnussbutter, Mandelmilch, gefrorener Banane, Leinsamen und Honig in den Mixer.

Mixen, bis die Mischung glatt und gut vermischt ist.

Passen Sie die Konsistenz bei Bedarf mit mehr Mandelmilch an und servieren Sie es sofort.

Nährwertangaben:

Kalorien: 350, Protein: 10 g, Fett: 15 g, Kohlenhydrate: 40 g

Diese Smoothie-Rezepte sind darauf ausgelegt, wichtige Nährstoffe, gesunde Fette und Energie zu liefern und gleichzeitig das Verdauungssystem zu schonen – ideal für diejenigen, die sich von Krebs erholen oder ihre allgemeine Gesundheit unterstützen möchten.

134| Glättet gegen Bauchspeicheldrüsenkrebs

Sanfte Detox-Smoothie-Rezepte

Hier sind einige sanfte Entgiftungs-Smoothie-Rezepte, die die Gesundheit der Leber unterstützen und gleichzeitig die Genesung von Bauchspeicheldrüsenkrebs im Auge behalten sollen. Diese Smoothies sind nährstoffreich, schonen das Verdauungssystem und enthalten leberunterstützende Zutaten wie Blattgemüse, Zitrusfrüchte und antioxidantienreiches Gemüse.

Zitrus-Ingwer-Detox-Smoothie

Grapefruit und Zitrone sind reich an Vitamin C und für ihre entgiftende Wirkung auf die Leber bekannt. Ingwer hilft, das Verdauungssystem zu beruhigen, während Chiasamen eine kleine Menge gesunder Fette

135| Glättet gegen Bauchspeicheldrüsenkrebs

und Ballaststoffe liefern, die die Verdauung und Entgiftung unterstützen.

Zutaten:

1/2 Grapefruit, geschält und segmentiert

1/2 Zitrone, entsaftet

1 kleine Gurke, gehackt

1/2-Zoll-Stück frischer Ingwer, geschält

1 Esslöffel Chiasamen

1/2 Tasse Kokoswasser

1/2 Tasse Eiswürfel

Anleitung:

Geben Sie alle Zutaten – Grapefruit, Zitronensaft, Gurke, Ingwer, Chiasamen, Kokosnusswasser und Eis – in einen Mixer.

Auf hoher Stufe etwa 1–2 Minuten lang mixen, bis eine glatte Masse entsteht.

In ein Glas gießen und sofort servieren.

136| **Glättet gegen Bauchspeicheldrüsenkrebs**

Nährwertangaben:

Kalorien: 110, Protein: 2 g, Fett: 4 g, Kohlenhydrate: 22 g

Detox-Smoothie mit grünem Apfel und Spinat

Dieser grüne Smoothie vereint die leberreinigenden Eigenschaften von Spinat und Sellerie mit den Ballaststoffen und Antioxidantien aus grünen Äpfeln. Leinsamen liefern eine Dosis gesunder Fette, die die allgemeine Entgiftung unterstützen.

Zutaten:

1 grüner Apfel, entkernt und gehackt

1 Tasse frische Spinat

1/2 Stange Sellerie, gehackt

1/2 Gurke, geschält und gehackt

1/2 Zitrone, entsaftet

137| **Glättet gegen Bauchspeicheldrüsenkrebs**

1/2 Tasse ungesüßte Mandelmilch

1 Esslöffel Leinsamen

Anleitung:

Geben Sie alle Zutaten – grünen Apfel, Spinat, Sellerie, Gurke, Zitronensaft, Mandelmilch und Leinsamen – in einen Mixer.

Mixen, bis die Mischung glatt und cremig ist.

Wenn es zu dick ist, fügen Sie mehr Mandelmilch oder Wasser hinzu, um es zu verdünnen.

Sofort servieren, um einen erfrischenden, leberunterstützenden Smoothie zu erhalten.

Nährwertangaben:

Kalorien: 150, Protein: 3 g, Fett: 4 g, Kohlenhydrate: 29 g

138| Glättet gegen Bauchspeicheldrüsenkrebs

Leberreinigungs-Smoothie aus Roter Bete und Karotte

Rote Bete ist dafür bekannt, dass sie die Entgiftung der Leber unterstützt. Dies ist dem darin enthaltenen Betain zu verdanken, das dabei hilft, Giftstoffe aus der Leber zu entfernen. Karotten liefern Beta-Carotin, während Äpfel Ballaststoffe und Süße hinzufügen, was dieses Getränk zu einem wirkungsvollen Entgiftungsgetränk macht.

Zutaten:

1 kleine Rübe, geschält und gehackt

1 kleine Karotte, geschält und gehackt

1/2 Apfel, entkernt und gehackt

1 Esslöffel Zitronensaft

1/2 Tasse ungesüßte Mandelmilch

1/4 Tasse weiße Würfel

Anleitung:

139| **Glättet gegen Bauchspeicheldrüsenkrebs**

Geben Sie die gehackten Rüben, Karotten, Äpfel, Zitronensaft, Mandelmilch und Eiswürfel in einen Mixer.

Etwa 1–2 Minuten lang mixen, bis eine glatte, cremige Masse entsteht.

Sofort servieren für einen nährstoffreichen Smoothie.

Nährwertangaben:

Kalorien: 120, Protein: 2 g, Fett: 2 g, Kohlenhydrate: 24 g

Entzündungshemmender Smoothie aus Kurkuma und Ananas

Kurkuma ist ein starkes entzündungshemmendes Gewürz, das die Leber bei der Entgiftung unterstützt. In Kombination mit Mandeln, die Bromelain enthalten (ein Enzym, das die Verdauung unterstützt), wirkt dieser Smoothie erfrischend und unterstützt sowohl die Gesundheit der Leber als auch des Bauchspeicheldrüsens.

Zutaten:

1/2 Tasse frische oder gefrorene Ananasstücke

1/2 Banane

1/2 Teelöffel gemahlener Kurkuma (oder ein kleines Stück frischer Kurkuma)

1/4 Teelöffel schwarzer Pfeffer (zur Aktivierung von Kurkuma)

1 Esslöffel Hanfsamen

1/2 Tasse Kokoswasser

1/2 Tasse Eiswürfel

Anleitung:

141| Glättet gegen Bauchspeicheldrüsenkrebs

Geben Sie Ananas, Banane, Kurkuma, schwarzen Pfeffer, Hanfsamen, Kokosnusswasser und Eis in einen Mixer.

Mixen, bis die Masse glatt und cremig ist.

Sofort servieren, um einen erfrischenden, entzündungshemmenden und leberunterstützenden Smoothie zu erhalten.

Nährwertangaben:

Kalorien: 160, Protein: 4 g, Fett: 6 g, Kohlenhydrate: 24 g

Avocado- und Grünkohl-Detox-Smoothie

Avocado liefert gesunde Fette, die für die Leberfunktion unerlässlich sind, während Grünkohl reich an Chlorophyll ist, das dabei hilft, Giftstoffe zu neutralisieren. Gurke und grüner Apfel tragen zur Flüssigkeitszufuhr und Ballaststoffen bei, was diesen Smoothie zu einem perfekten Entgiftungs-Smoothie für die Leber und die allgemeine Gesundheit macht.

Zutaten:

1/2 reife Avocado

1 Tasse frische Grünkohlblätter (Stiele entfernt)

1/2 Gurke, geschält und gehackt

1/2 grüner Apfel, gehackt

1 Esslöffel Zitronensaft

1 Tasse ungesüßte Mandelmilch

1/2 Tasse Eiswürfel

Anweisungen:

Geben Sie alle Zutaten – Avocado, Grünkohl, Gurke, grünen Apfel, Zitronensaft, Mandelmilch und Eis – in einen Mixer.

143| Glättet gegen Bauchspeicheldrüsenkrebs

Auf hoher Stufe etwa 1–2 Minuten lang mixen, bis eine glatte und cremige Masse entsteht.

In ein Glas gießen und genießen.

Nährwertangaben:

Kalorien: 210, Eiweiß: 5 g, Fett: 14 g, Kohlenhydrate: 20 g

Diese Smoothies unterstützen die Entgiftung der Leber auf sanfte, natürliche Weise und sind zugleich leicht verdaulich und nahrhaft für Patienten, die sich von Bauchspeicheldrüsenkrebs erholen. Die Rezepte sind außerdem reich an Antioxidantien, gesunden Fetten und essentiellen Nährstoffen, die die Entgiftungs- und Heilungsprozesse des Körpers unterstützen.

144| **Glättet gegen Bauchspeicheldrüsenkrebs**

Reinigende grüne Smoothie-Rezepte mit niedrigem Zuckergehalt

Hier sind einige sanfte, zuckerarme, reinigende grüne Smoothie-Rezepte, die die Genesung von Krebs unterstützen sollen. Diese Smoothies konzentrieren sich auf zuckerarme Zutaten, Grünzeug und entgiftende Elemente und sind gleichzeitig leicht verdaulich.

Detox-Smoothie mit Gurke und Minze

Dieser Smoothie ist feuchtigkeitsspendend und sanft, wobei Gurken- und Kokoswasser Elektrolyte liefern. Minze und Zitrone sorgen für einen erfrischenden Geschmack und fördern gleichzeitig die Verdauung und Entgiftung.

Zutaten:
145| **Glättet gegen Bauchspeicheldrüsenkrebs**

1 kleine Gurke, geschält und gehackt

1/2 Tasse frische Spinatblätter

5 frische Minzblätter

1 Esslöffel Chiasamen

1/2 Zitrone, entsaftet

1/2 Tasse ungesüßtes Kokoswasser

1/2 Tasse Eiswürfel

Anleitung:

Gurke, Spinat, Minzblätter, Chiasamen, Zitronensaft, Kokoswasser und Eis in einen Mixer geben.

Auf hoher Stufe mixen, bis eine glatte und gut vermischte Masse entsteht.

Als erfrischendes und reinigendes Getränk sofort servieren.

Nährwertangaben:

146| Glättet gegen Bauchspeicheldrüsenkrebs

Kalorien: 50, Eiweiß: 2 g, Fett: 2 g, Kohlenhydrate: 9 g, Zucker: 3 g

Cremiger grüner Smoothie aus Grünkohl und Avocado

Avocados verleihen diesem Smoothie gesunde Fette und Cremigkeit, während Grünkohl entgiftendes Chlorophyll und Antioxidantien liefert. Dies ist eine nährstoffreiche, zuckerarme Option, die die Verdauung und Entzündungen unterstützt.

Zutaten:

1/2 reife Avocado

1 Tasse frische Grünkohlblätter (Stiele entfernt)

1/2 Gurke, geschält und gehackt

1 Esslöffel Leinsamen

1/2 Zitrone, entsaftet

147| **Glättet gegen Bauchspeicheldrüsenkrebs**

1 Tasse ungesüßte Mandelmilch

1/4 Tasse Eiswürfel

Anweisungen:

Geben Sie Avocado, Grünkohl, Gurke, Leinsamen, Zitronensaft, Mandelmilch und Eis in einen Mixer.

Auf hoher Stufe mixen, bis die Masse glatt und cremig ist.

Bei Bedarf die Konsistenz mit mehr Mandelmilch anpassen und sofort servieren.

Nährwertangaben:

Kalorien: 180, Protein: 4 g, Fett: 14 g, Kohlenhydrate: 11 g, Zucker: 1 g

Zing Smoothie mit Spinat und Ingwer

Dieser zuckerarme Smoothie enthält frischen Ingwer als entzündungshemmenden Kick und

Spinat zur Entgiftungsunterstützung. Grüner Apfel verleiht gerade genug Süße, ohne den Zuckergehalt zu erhöhen, was dies zu einem sanften und heilenden Getränk macht.

Zutaten:

1 Tasse frische Streusel

1 kleines Stück frischer Ingwer (ca. 1/2 Zoll), geschält

1/2 grüner Apfel, entkernt und gehackt

1/2 Selleriestange, gehackt

1 Esslöffel Hanfsamen

1/2 Tasse ungesüßte Mandelmilch

1/2 Tasse Wasser

Anweisungen:

Geben Sie Spinat, Ingwer, grünen Apfel, Sellerie, Hanfsamen, Mandelmilch und Wasser in einen Mixer.

149| Glättet gegen Bauchspeicheldrüsenkrebs

Etwa 1–2 Minuten lang mixen, bis eine glatte, cremige Masse entsteht.

Für die beste Frische sofort servieren.

Nährwertangaben:

Kalorien: 110, Protein: 4 g, Fett: 5 g, Kohlenhydrate: 14 g, Zucker: 5 g

Zucchini & Sellerie Detox Smoothie

Zucchini und Sellerie sind leichte, feuchtigkeitsspendende Gemüsesorten, die die Verdauung und Entgiftung unterstützen. Petersilie ist reich an Antioxidantien und hilft, den Körper zu reinigen. Dieser Smoothie ist zuckerarm und voller Ballaststoffe.

Zutaten:

1 kleine Zucchini, gehackt

1/2 Selleriestange, gehackt

150| **Glättet gegen Bauchspeicheldrüsenkrebs**

1/2 Tasse frische Petersilie

1/2 Zitrone, entsaftet

1 Esslöffel Chiasamen

1/2 Tasse ungesüßtes Kokoswasser

1/2 Tasse Eiswürfel

Anweisungen:

Zucchini, Sellerie, Petersilie, Zitronensaft, Chiasamen, Kokoswasser und Eis in einem Mixer vermengen.

Mixen, bis eine glatte, gut vermischte Masse entsteht.

Passen Sie die Konsistenz bei Bedarf mit mehr Kokoswasser an und servieren Sie es.

Nährwertangaben:

Kalorien: 70, Protein: 2 g, Fett: 3 g, Kohlenhydrate: 10 g, Zucker: 2 g

151| Glättet gegen Bauchspeicheldrüsenkrebs

Grüner Reiniger mit Spinat und Gurke

Dieser Smoothie ist dank Kurkuma feuchtigkeitsspendend und entzündungshemmend. Die Spinatmischung liefert entgiftende Nährstoffe, während die Limette einen pikanten Geschmack ohne erhöhten Zuckergehalt hinzufügt. Es ist eine perfekte, leichte Option zur Unterstützung von Leber und Bauchspeicheldrüse.

Zutaten:

1 Tasse frischer Spinat

1 kleine Gurke, geschält und gehackt

1/2 Tasse ungesüßtes Kokoswasser

1 Esslöffel gemahlene Leinsamen

1/2 Limette, entsaftet

1/4 Teelöffel Kurkumapulver

1/2 Tasse Eiswürfel

152| **Glättet gegen Bauchspeicheldrüsenkrebs**

Anleitung:

Geben Sie Spinat, Gurke, Kokoswasser, Leinsamen, Limettensaft, Kurkuma und Eis in einen Mixer.

Auf hoher Stufe mixen, bis eine glatte, cremige Masse entsteht.

Als erfrischendes und entzündungshemmendes Getränk sofort servieren.

Nährwertangaben:

Kalorien: 60, Eiweiß: 2 g, Fett: 2 g, Kohlenhydrate: 8 g, Zucker: 2 g

Diese zuckerarmen, reinigenden grünen Smoothies sind so konzipiert, dass sie den Körper sanft entgiften und gleichzeitig die Zuckeraufnahme reduzieren. Damit sind sie ideal für eine gesunde Körpergesundheit. Sie sind reich an Ballaststoffen, gesunden Fetten

153| Glättet gegen Bauchspeicheldrüsenkrebs

und essentiellen Nährstoffen, die die Heilung und Entgiftung unterstützen.

Vitaminreiche, geschmeidige Rezepte

Hier sind einige sanfte, vitaminreiche, geschmeidige Rezepte, die die Gesundheit des Immunsystems unterstützen und gleichzeitig das Verdauungssystem schonen sollen. Diese Smoothies sind voll von essentiellen Vitaminen, Antioxidantien und Heilstoffen, die besonders nützlich für diejenigen sind, die sich von Krebs erholen.

Immun-Booster-Smoothie mit Beeren und Erdbeeren

Beeren sind voller Antioxidantien, insbesondere Vitamin C, das die Immunfunktion stärkt. Frühlingszwiebeln liefern eine Fülle von Vitaminen wie Vitamin

154| **Glättet gegen Bauchspeicheldrüsenkrebs**

A und K, während Chiasamen Omega-3-Fettsäuren und Ballaststoffe für die allgemeine Gesundheit liefern.

Zutaten:

1/2 Tasse gemischte Beeren (Erdbeeren, Heidelbeeren, Himbeeren)

1/2 Tasse frische Spinatblätter

1/2 Banane

1/4 Tasse ungesüßte Mandelmilch

1 Esslöffel Chiasamen

1/2 Tasse Eiswürfel

Anleitung:

Beeren, Paprika, Banane, Mandelmilch, Chiasamen und Eis in einen Mixer geben.

Auf hoher Stufe etwa 1–2 Minuten lang mixen, bis eine glatte, gut vermischte Masse entsteht.

In ein Glas gießen und sofort genießen.

155| Glättet gegen Bauchspeicheldrüsenkrebs

Nährwertangaben:

Kalorien: 140, Eiweiß: 3 g, Fett: 4 g, Kohlenhydrate: 27 g, Zucker: 12 g

Immun-Power-Smoothie mit Orange und Karotte

Orangen sind reich an Vitamin C, während Karotten Beta-Carotin enthalten, das die Immunfunktion und die Hautgesundheit unterstützt. Kurkuma wirkt entzündungshemmend und macht diesen Smoothie zu einem Kraftpaket für das Immunsystem.

Zutaten:

1 kleine Orange, geschält und segmentiert

1 kleine Karotte, geschält und gehackt

1/2 Banane

1/2 Tasse ungesüßte Mandelmilch

156| Glättet gegen Bauchspeicheldrüsenkrebs

1 Esslöffel gemahlene Leinsamen

1/4 Teelöffel Kurkumapulver

1/4 Tasse Eiswürfel

Anleitung:

Geben Sie Orange, Karotte, Banane, Mandelmilch, Leinsamen, Kurkuma und Eis in einen Mixer.

Mixen, bis die Masse glatt und cremig ist.

Für eine lebendige, immunstärkende Wirkung sofort servieren.

Nährwertangaben:

Kalorien: 160, Eiweiß: 3 g, Fett: 5 g, Kohlenhydrate: 28 g, Zucker: 16 g

Kiwi- und Grünkohl-Vitamin-C-Smoothie

Kiwi ist reich an Vitamin C und Antioxidantien, die für ein starkes

157| Glättet gegen Bauchspeicheldrüsenkrebs

Immunsystem entscheidend sind. Grünkohl liefert zusätzlich die Vitamine A, C und K, während Hanfsamen gesunde Fette und Proteine liefern, die die Immungesundheit und die allgemeinen Körperfunktionen unterstützen.

Zutaten:

1 reife Kiwi, geschält und gehackt

1/2 Tasse frische Grünkohlblätter (Stiele entfernt)

1/2 grüne Aprikose, gehackt

1/4 Tasse ungesüßtes Kokoswasser

1 Esslöffel Hanfsamen

1/2 Tasse Eiswürfel

Anleitung:

Geben Sie Kiwi, Grünkohl, grünen Apfel, Kokoswasser, Hanfsamen und Eis in einen Mixer.

158| Glättet gegen Bauchspeicheldrüsenkrebs

Auf hoher Stufe etwa 1–2 Minuten lang mixen, bis eine glatte Masse entsteht.

Als erfrischendes, immunstärkendes Getränk sofort servieren.

Nährwertangaben:

Kalorien: 130, Eiweiß: 4 g, Fett: 4 g, Kohlenhydrate: 23 g, Zucker: 13 g

Immun-Elixier-Smoothie mit Ananas und Ingwer

Ananas enthält Bromelain, ein Enzym, das die Verdauung unterstützt und Entzündungen reduziert, während es gleichzeitig reich an Vitamin C ist. Frischer Ingwer hat starke entzündungshemmende Eigenschaften, was diesen Smoothie zu einer perfekten Wahl zur Unterstützung des Immunsystems und einer gesunden Verdauung macht.

Zutaten:

159| **Glättet gegen Bauchspeicheldrüsenkrebs**

1/2 Tasse frische oder gefrorene Ananasstücke

1/2-Zoll Stück frischer Ingwer, geschält

1/2 Tasse frische Spinatblätter

1/2 Tasse ungesüßtes Kokoswasser

1 Esslöffel gemahlene Leinsamen

1/2 Tasse Eiswürfel

Anleitung:

Kombinieren Sie Apfel, Ingwer, Spinat, Kokoswasser, Leinsamen und Eis in einem Mixer.

Auf hoher Stufe mixen, bis eine glatte und gut vermischte Masse entsteht.

Sofort als tropisches und immunstärkendes Getränk servieren.

Nährwertangaben:

Kalorien: 120, Eiweiß: 2 g, Fett: 3 g, Kohlenhydrate: 22 g, Zucker: 12 g

160| **Glättet gegen Bauchspeicheldrüsenkrebs**

Entzündungshemmender Smoothie aus Mango und Kurkuma

Mango ist reich an Vitamin A und C, die für ein gesundes Immunsystem unerlässlich sind. Kurkuma hat eine starke entzündungshemmende Wirkung, während Chiasamen gesunde Fette, Ballaststoffe und Proteine liefern, wodurch dieser Smoothie sowohl nahrhaft als auch wohltuend für das allgemeine Wohlbefinden ist.

Zutaten:

1/2 Tasse frische oder gefrorene Mangostücke

1/2 Banane

1/2 Teelöffel gemahlener Kurkuma

1 Esslöffel Chiasamen

1/2 Tasse ungesüßte Mandelmilch

161| Glättet gegen Bauchspeicheldrüsenkrebs

1/2 Tasse Eiswürfel

Anleitung:

Geben Sie Mango, Banane, Kurkuma, Chiasamen, Mandelmilch und Eis in einen Mixer.

Auf hoher Stufe mixen, bis eine glatte und cremige Konsistenz entsteht.

In ein Glas gießen und sofort genießen.

Nährwertangaben:

Kalorien: 160, Eiweiß: 3 g, Fett: 4 g, Kohlenhydrate: 29 g, Zucker: 18 g

Diese Smoothies sind reich an Vitaminen, insbesondere Vitamin C, und Antioxidantien, die das Immunsystem unterstützen und stärken. Sie enthalten wenig Zucker, sind leicht verdaulich und schonend für den Körper, was sie ideal für die Genesung von Krebs und die allgemeine Immungesundheit macht.

162| Glättet gegen Bauchspeicheldrüsenkrebs

Glättet zur Rostbehandlung

Hier finden Sie eine Auswahl an Medikamenten, die speziell für die Genesung nach einer Vorbehandlung bei Patienten mit Krebserkrankungen entwickelt wurden. Diese Smoothies konzentrieren sich auf sanfte, leicht verdauliche Zutaten und liefern gleichzeitig wichtige Nährstoffe für die Heilung und Energie.

Regenerierender Smoothie mit Banane und Haferflocken

Dieser Smoothie liefert eine sanfte Kohlenhydrat- und Ballaststoffquelle aus Banane und Hafer, die dabei helfen, Energie wiederherzustellen. Mandelbutter fügt gesunde Fette und Proteine zur Heilung nach der Behandlung hinzu, während Zimt und Vanille ihm einen wohltuenden Geschmack verleihen.

163| Glättet gegen Bauchspeicheldrüsenkrebs

Zutaten:

1 kleine Banane, reif

1/4 Tasse Haferflocken

1/2 Tasse ungesüßte Mandelmilch

1 Esslöffel Mandelbutter

1/2 Teelöffel Zimt

1/4 Teelöffel Vanilleextrakt

1/2 Tasse Eiswürfel

Anleitung:

Geben Sie Banane, Hafer, Mandelmilch, Mandelbutter, Zimt, Vanille und Eis in einen Mixer.

Auf hoher Stufe mixen, bis eine glatte und cremige Masse entsteht.

In ein Glas gießen und sofort genießen.

Nährwertangaben:

164| **Glättet gegen Bauchspeicheldrüsenkrebs**

Kalorien: 250, Eiweiß: 5 g, Fett: 9 g, Kohlenhydrate: 40 g, Zucker: 12 g

Heilender Smoothie mit Avocado und Blaubeere

Avocado liefert gesunde Fette, die für die Gewebereparatur und die Immununterstützung unerlässlich sind. Blaubeeren sind reich an Antioxidantien und Vitaminen, die die Genesung fördern, und Leinsamen enthalten Omega-3-Fettsäuren, um Entzündungen zu reduzieren.

Zutaten:

1/2 reife Avocado

1/2 Tasse Blaubeeren (frisch oder gefroren)

1 Esslöffel gemahlene Leinsamen

1/2 Tasse ungesüßtes Kokoswasser

1/2 Tasse Eiswürfel

165| Glättet gegen Bauchspeicheldrüsenkrebs

1/2 TL Honig (optional)

Anleitung:

Geben Sie Avocado, Blaubeeren, Leinsamen, Kokoswasser, Eis und Honig in einen Mixer.

Auf hoher Stufe mixen, bis eine glatte, cremige Masse entsteht.

Sofort servieren, um ein nährstoffreiches Erholungsgetränk zu erhalten.

Nährwertangaben:

Kalorien: 210, Protein: 3 g, Fett: 12 g, Kohlenhydrate: 25 g, Zucker: 10 g

Energiesmoothie mit Mango und Spinat

Mango ist reich an Vitamin C und A und hilft bei der Gewebereparatur und der Immununterstützung. Spinat liefert lebenswichtige Mineralien wie Eisen und

166| **Glättet gegen Bauchspeicheldrüsenkrebs**

Magnesium für die Energiegewinnung, während Chiasamen Ballaststoffe und gesunde Fette für eine nachhaltige Energieversorgung liefern.

Zutaten:

1/2 Tasse frische oder gefrorene Mangostücke

1 Tasse frische Spinatblätter

1/2 Tasse ungesüßte Mandelmilch

1 Esslöffel Chiasamen

1/2 Banane

1/4 Tasse Eiswürfel

Anleitung:

Geben Sie Mango, Spinat, Mandelmilch, Chiasamen, Banane und Eis in einen Mixer.

Auf hoher Stufe mixen, bis eine glatte und gut vermischte Masse entsteht.

167| Glättet gegen Bauchspeicheldrüsenkrebs

In ein Glas gießen und diesen erfrischenden, belebenden Smoothie genießen.

Nährwertangaben:

Kalorien: 170, Protein: 3 g, Fett: 6 g, Kohlenhydrate: 30 g, Zucker: 17 g

Entzündungshemmender Smoothie aus Pfirsich und Kurkuma

Pfirsiche sind weich und schonend für das Verdauungssystem und liefern Vitamine und Antioxidantien für die Genesung. Die entzündungshemmenden Eigenschaften von Kurkuma helfen, behandlungsbedingte Entzündungen zu reduzieren, während griechischer Joghurt Protein für die Gewebereparatur hinzufügt.

Zutaten:

168| **Glättet gegen Bauchspeicheldrüsenkrebs**

1 reifer Pfirsich, gehackt (oder 1/2 Tasse gefrorene Pfirsiche)

1/2 Teelöffel gemahlener Kurkuma

1 Esslöffel Hanfsamen

1/2 Tasse ungesüßte Mandelmilch

1/4 Tasse griechischer Naturjoghurt

1/2 Tasse Eiswürfel

Anweisungen:

Pfirsich, Kurkuma, Hanfsamen, Mandelmilch, Joghurt und Eis in einem Mixer vermischen.

Etwa 1–2 Minuten lang mixen, bis eine glatte, cremige Masse entsteht.

Sofort als wohltuendes und nahrhaftes Getränk servieren.

Nährwertangaben:

Kalorien: 190, Protein: 7 g, Fett: 8 g, Kohlenhydrate: 24 g, Zucker: 17 g

169| **Glättet gegen Bauchspeicheldrüsenkrebs**

Paraguay & Ingwer Verdauungssmoothie

Papaya enthält Papain, ein Enzym, das die Verdauung unterstützt, und ist daher ideal für Menschen, die sich von Behandlungen erholen. Ingwer beruhigt den Magen und Kefir oder Joghurt enthalten Probiotika, die die Darmgesundheit unterstützen und die Erholung des Verdauungssystems fördern.

Zutaten:

1/2 Tasse frische oder gefrorene Papayastücke

1/2-Zoll-Stück frischer Ingwer, geschält

1 Esslöffel gemahlene Leinsamen

1/2 Tasse ungesüßtes Kokoswasser

1/2 Tasse einfacher Kefir oder griechischer Joghurt

1/2 Tasse Eiswürfel

170| **Glättet gegen Bauchspeicheldrüsenkrebs**

Anleitung:

Geben Sie Mais, Ingwer, Leinsamen, Kokoswasser, Kefir und Eis in einen Mixer.

Auf hoher Stufe mixen, bis eine glatte, gut vermischte Masse entsteht.

Sofort servieren, für einen Smoothie, der die Verdauung fördert.

Nährwertangaben:

Kalorien: 170, Eiweiß: 6 g, Fett: 5 g, Kohlenhydrate: 25 g, Zucker: 15 g

Diese Smoothies sind so konzipiert, dass sie das Verdauungssystem schonen und gleichzeitig eine kräftige Ladung Vitamine, Mineralien, gesunde Fette und Proteine enthalten, die für die Genesung unerlässlich sind. Sie liefern Energie, reduzieren Entzündungen und unterstützen die Gewebereparatur und Verdauung – wichtige Aspekte der Genesung nach der Behandlung.

171| Glättet gegen Bauchspeicheldrüsenkrebs

172| Glättet gegen Bauchspeicheldrüsenkrebs

Wiederaufbau der Kraft nach der Behandlung von Bauchspeicheldrüsenkrebs

Ein umfassender Leitfaden

Die Genesung nach einer Krebsbehandlung ist eine Reise, die sowohl Geduld als auch strategische Planung erfordert. Ob Operation, Chemotherapie, Bestrahlung oder eine Kombination aus Behandlungen – der Körper muss enorme Belastungen ertragen. Daher ist die Erholungsphase wichtig, um wieder zu Kräften zu kommen, den Körper zu ernähren und neue Energie zu tanken. Smoothies können bei dieser Genesung eine Schlüsselrolle spielen, indem sie leicht verdauliche, nährstoffreiche Mahlzeiten bereitstellen, die die Heilung unterstützen und das Energieniveau steigern.

173| Glättet gegen Bauchspeicheldrüsenkrebs

Die Herausforderungen nach der Behandlung verstehen

Nach einer Krebsbehandlung ändert sich der Nährstoffbedarf des Körpers drastisch. Häufige Nebenwirkungen wie Müdigkeit, Gewichtsverlust, Übelkeit, Verdauungsprobleme und Appetitlosigkeit können es schwierig machen, regelmäßige Mahlzeiten einzunehmen.

Darüber hinaus können die Behandlungen die Fähigkeit des Körpers beeinträchtigen, Nährstoffe, insbesondere Fette, Proteine und fettlösliche Vitamine, aufzunehmen. Daher ist es wichtig, nährstoffreiche Lebensmittel zu sich zu nehmen, die leicht verdaulich und resorbierbar sind.

Für viele Patienten in der Genesungsphase kann das Essen fester Nahrung eine Herausforderung sein und es können Einschränkungen hinsichtlich der reibungslosen Verdauung auftreten. Hier kommen Smoothies ins Spiel – sie bieten eine praktische und schonende Möglichkeit, den Körper mit minimaler Verdauungsbelastung zu ernähren und ihm gleichzeitig wichtige Vitamine, Mineralien, Proteine und gesunde Fette zuzuführen.

Wichtige Nährstoffe, die in Regenerationssmoothies enthalten sein sollten

1. Proteinquellen

- **Griechischer Joghurt:** Bietet hochwertiges Protein und Probiotika zur Unterstützung der Verdauung und der Darmgesundheit.
- **Proteinpulver:** Smoothies können leicht mit pflanzlichen oder Molkeproteinpulvern versetzt werden, um die Proteinaufnahme zu steigern,

die für die Muskelregeneration und Gewebeheilung unerlässlich ist.

- ***Nüsse und Nussbutter:*** Mandeln, Cashewnüsse und Erdnussbutter liefern gesunde Fette und Proteine, die die Genesung unterstützen.

- ***Tofu oder Seidentofu:*** Eine ausgezeichnete, mild schmeckende Ergänzung zur Erhöhung des Proteingehalts in einem Smoothie.

2. Gesunde Fette

- **Avocado:** Verleiht Smoothies eine cremige Note und ist eine reichhaltige Quelle einfach ungesättigter Fette, die herzgesund und entzündungshemmend sind.

- ***Chiasamen und Leinsamen:*** Diese Samen sind reich an Omega-3-Fettsäuren und helfen, Entzündungen zu reduzieren und die Immunfunktion zu unterstützen.

- ***Kokosnussöl oder MCT-Öl:*** Schnelle und leichter verdauliche Energiequellen für diejenigen, die Probleme mit der Fettaufnahme haben.

3. Ballaststoffe und Antioxidantien

- ***Beeren (Heidelbeeren, Erdbeeren, Himbeeren):*** Reich an Antioxidantien, die Entzündungen bekämpfen und Zellschäden reparieren.
- ***Blattgemüse (Spinat, Grünkohl):*** Stellen Sie wichtige Vitamine wie A, C und K sowie Mineralien wie Magnesium für die Muskelfunktion und -regeneration bereit.
- ***Hafer oder Haferflocken:*** Fügen Sie den Smoothies Ballaststoffe hinzu, die zur Stabilisierung des Blutzuckers beitragen und lang anhaltende Energie liefern.

4. Feuchtigkeit und Elektrolyte

177| Glättet gegen Bauchspeicheldrüsenkrebs

- ***Kokoswasser:*** Eine natürliche Quelle von Elektrolyten wie Kalium, die dabei hilft, die Flüssigkeitszufuhr aufrechtzuerhalten und Krämpfen vorzubeugen.

- ***Ungesüßte Mandelmilch:*** Fügt Cremigkeit ohne überschüssigen Zucker hinzu und macht es so zu einer sanften flüssigen Basis für Smoothies.

- ***Gurke und Wassermelone:*** Beides sind feuchtigkeitsspendende Inhaltsstoffe, die dabei helfen können, den während der Behandlung verlorenen Flüssigkeitsverlust wieder auszugleichen.

Nach der Behandlung von Bauchspeicheldrüsenkrebs ist der Wiederaufbau der Kraft ein schrittweiser Prozess, der die richtige Ernährung erfordert. Smoothies sind aufgrund ihrer Flexibilität und

178| Glättet gegen Bauchspeicheldrüsenkrebs

Nährstoffdichte ein wirksames Hilfsmittel auf diesem Weg der Genesung.

Durch die sorgfältige Auswahl von Zutaten, die Heilung, Energie und Kraft fördern, können Sie Ihren Körper mit Energie versorgen und ihm gleichzeitig die sanfte Nahrung geben, die er braucht, um nach der Behandlung zu heilen und zu gedeihen.

Egal, ob Sie sich auf die Zugabe von Proteinen zur Muskelregeneration, Fetten für die Gehirnfunktion und Energie oder Antioxidantien zur Reduzierung von Entzündungen konzentrieren, Smoothies sind eine praktische Lösung und eine köstliche Möglichkeit, Ihren Nährstoffbedarf zu decken und nach einer Krebsbehandlung wieder zu Kräften zu kommen.

179| Glättet gegen Bauchspeicheldrüsenkrebs

Fazit

Ernährung und Heilung mit Smoothies bei Bauchspeicheldrüsenkrebs

Der Weg der Genesung nach einer Krebsbehandlung ist zweifellos eine Herausforderung, aber es ist auch eine Zeit der Erneuerung, der Reflexion und der Selbstfürsorge. Die Ernährung spielt in diesem Prozess eine wichtige Rolle, denn sie versorgt den Körper mit dem Treibstoff, den er braucht, um zu heilen, Kraft zurückzugewinnen und zu gedeihen.

In diesem Buch haben wir das unglaubliche Potenzial von Glätten als sanftes und dennoch wirksames Werkzeug zur Unterstützung der Heilung, zum Wiederaufbau von Energie und zur Verbesserung untersucht allgemeines

Wohlbefinden für diejenigen, die an Bauchspeicheldrüsenkrebs leiden.

Die Heilkraft von Smoothies

Smoothies bieten eine unglaublich vielseitige und einfache Möglichkeit, eine breite Palette wichtiger Nährstoffe zuzuführen. Für Einzelpersonen, die sich von einer Krebsbehandlung erholen, bei denen Verdauungskomfort, Nährstoffaufnahme und Energieauffüllung von größter Bedeutung sind Wichtig ist, dass Smoothies eine praktische Lösung bieten. Durch die Fähigkeit, nahrhafte Zutaten in eine leicht verdauliche Form zu bringen, ermöglichen Smoothies dem Körper, die benötigten Nährstoffe aufzunehmen, ohne das Verdauungssystem zu überfordern.

Jedes Rezept in diesem Buch wurde mit Sorgfalt zusammengestellt und konzentriert sich auf Zutaten, die Folgendes bieten:

181| Glättet gegen Bauchspeicheldrüsenkrebs

- Sanfte Verdauung, die die Aufnahme von Nährstoffen erleichtert.
- Entzündungshemmende Eigenschaften, die die Auswirkungen der Behandlung auf den Körper verringern.
- Essentielle Vitamine und Mineralien, die die Immunfunktion, die Energieproduktion und die Zellreparatur unterstützen.
- Proteine und gesunde Fette sind wichtig für den Wiederaufbau der Muskelmasse, die Geweberegeneration und anhaltende Energie.

Durch die Kombination von Obst, Gemüse, Proteinquellen und gesunden Fetten liefern diese Smoothies eine ausgewogene Ernährung, die nicht nur die körperliche Genesung fördert, sondern auch Geist und Seele stärkt.

Ein personalisierter Ansatz für Ihr Wohlbefinden

182| **Glättet gegen Bauchspeicheldrüsenkrebs**

Eine der wichtigsten Stärken von Smoothies ist ihre Anpassungsfähigkeit. Egal, ob Sie Ihre Energie steigern, Ihre Verdauung verbessern oder einfach einen nährstoffreichen Snack genießen möchten, Smoothies können an Ihre speziellen Bedürfnisse angepasst werden. Die in diesem Buch enthaltenen Rezepte dienen nur als Ausgangspunkt. Experimentieren Sie nach Belieben mit Aromen, Zutaten und Texturen, die Ihren individuellen Vorlieben und Ernährungszielen entsprechen.

Für diejenigen, die mit ernährungsbedingten Herausforderungen oder Einschränkungen konfrontiert sind, sind Smoothies auch eine Möglichkeit, wichtige Nährstoffe aufzunehmen, die in fester Form möglicherweise nur schwer zu erhalten sind Lebensmittel. Sie können für zuckerarme Diäten, einen hohen Proteinbedarf oder sogar zur Aufnahme immunstärkender Zutaten

183| Glättet gegen Bauchspeicheldrüsenkrebs

angepasst werden, um Genesung und Wohlbefinden zu unterstützen. Diese Flexibilität ermöglicht einen personalisierten Ernährungsansatz, der Ihren sich während des Genesungsprozesses ändernden Bedürfnissen gerecht wird.

Über die Rezepte hinaus: Gesunde Gewohnheiten aufbauen

Dieses Buch enthält zwar viele nahrhafte Smoothie-Rezepte, sein eigentlicher Zweck besteht jedoch darin, Sie dabei zu unterstützen, durch bewusste, ausgewogene Ernährung die Kontrolle über Ihre Gesundheit zu übernehmen.

Die Einbeziehung von Smoothies in Ihre tägliche Routine ist ein einfacher Schritt zur Entwicklung nachhaltiger, gesunder Gewohnheiten, die die Heilung und das langfristige Wohlbefinden fördern.

Ernährung ist keine einmalige Lösung – es ist eine fortwährende Reise. Während Sie weiter heilen und wieder zu Kräften kommen, Sie werden vielleicht feststellen, dass sich Ihr Nährstoffbedarf weiterentwickelt. Lassen Sie diese Smoothies als Grundlage für eine kontinuierliche Ernährung dienen, die Ihnen hilft, Kraft wieder aufzubauen, Ihr Immunsystem zu unterstützen und ein gesundes Gleichgewicht aufrechtzuerhalten.

Die Genesung von Bauchspeicheldrüsenkrebs ist eine sehr persönliche Erfahrung, aber Sie müssen sie nicht allein bewältigen. Indem Sie Ihre Ernährung gut durchdacht wählen und sich die Zeit nehmen, sich um Ihren Körper zu kümmern, tragen Sie aktiv zu Ihrem Heilungsprozess bei.

Die Rezepte und Erkenntnisse in diesem Buch sollen Sie unterstützen und anleiten. Sie bieten eine beruhigende, nahrhafte und köstliche Möglichkeit, Ihren Körper zu

185| Glättet gegen Bauchspeicheldrüsenkrebs

pflegen und gleichzeitig Ihre Gesundheit wiederherzustellen.

Nehmen Sie sich beim Mixen Ihres nächsten Smoothies einen Moment Zeit, um die kleinen Erfolge auf Ihrem Weg zu feiern. Jeder davon stellt einen Schritt vorwärts auf Ihrem Weg der Genesung dar – einen Schritt zur Wiedererlangung von Kraft, Vitalität und Ausgeglichenheit. Machen Sie diese Smoothies nicht nur zu einer Nahrungsquelle für Ihren Körper, sondern auch für Ihre Seele, und erinnern Sie sich an die Widerstandskraft und Heilkraft, die in Ihnen steckt.

Vielen Dank, dass Sie dieses Buch zu einem Teil Ihrer Heilungsreise machen. Wir hoffen, dass die hier bereitgestellten Rezepte, Ernährungseinblicke und Tipps Ihnen dabei helfen, sich während Ihrer Genesung gestärkt, gestärkt und unterstützt zu fühlen. Denken Sie daran, dass Heilung ein Prozess

186| Glättet gegen Bauchspeicheldrüsenkrebs

ist, der Zeit braucht, und dass jeder Schritt, den Sie in Richtung besserer Ernährung und Selbstfürsorge unternehmen, ein Schritt in Richtung Wohlbefinden und Stärke ist.

Ich wünsche Ihnen Gesundheit, Vitalität und Frieden auf Ihrem Weg zur Genesung.

187| Glättet gegen Bauchspeicheldrüsenkrebs